Praxisleitfaden Luftrettung
Luxem/Kremer

Praxisleitfaden Luftrettung

- Handbuch der Flugmedizin -

von
Dr. Jürgen Luxem
und
Dr. Michael Kremer

unter Mitarbeit von Anja B. Luxem

Mit einem Geleitwort von
Prof. Dr. med. J.S. Kontokollias

1. Auflage

1992 Verlagsgesellschaft Stumpf & Kossendey

WICHTIGE HINWEISE

Autoren:
Luxem, Jürgen, Dr./Univ. Budapest; Ass. Arzt Anästhesie,
Kremer, Michael, Dr. med.; Facharzt für Anästhesie,
Klinik für Anästhesiologie, Intensiv- u. Notfallmedizin
am Klinikum Fulda

CIP-Kurztitelaufnahme der Deutschen Bibliothek

Luxem, Jürgen:
Handbuch der Flugmedizin / J. Luxem; M. Kremer. -
Edewecht : Stumpf und Kossendey, 1992
  ISBN 3-923124-37-6
NE: Kremer, Michael:

© Copyright by Verlagsgesellschaft Stumpf & Kossendey, Edewecht, 1992
Satz und Layout: dataLux, 6401 Kalbach 1
Druck: Braun-Druckerei, Bad Zwischenahn

Vorwort

Mit dem Praxisleitfaden stellen wir ein Kompendium vor, das in Form und Umfang so gewählt wurde, daß es im reinsten Sinne des Wortes als "Hand(-liches)-Buch" stets mitgeführt werden kann.

Dieses Buch will und kann nicht den Anspruch eines Lehrbuchs erheben. Es wurde jedoch aus den Erfahrungen der Praxis für die Praxis geschrieben und soll dem interessierten Mitarbeiter in der Luftrettung im Bedarfsfall zur schnellen Information zur Verfügung stehen.

Neben den unverzichtbaren medizinischen Grundlagen vermittelt das Buch Auskünfte, Tips und Hintergrundwissen über das Fach der Medizin hinaus. Denn Luftrettung beinhaltet auch die Faszination von Technik und Fliegerei.

Wir wünschen uns, mit diesem Praxisleitfaden Hilfe für den Luftrettungsalltag zu geben, der sich auch in den Randbereichen der Primär- und Sekundärrettung bewährt.

Uns hat die Möglichkeit, einen Leitfaden für den Einsteiger in die Luftrettung zu schreiben, fasziniert und wir danken dem Verlag für die gute Zusammenarbeit.

Unser besonderer Dank gilt Herrn Arnold für die Ausführung der Graphiken und Herrn Dahlstrom für die Betreuung während der Entstehungsphase dieses Buches.

Fulda, September 1992   Die Autoren

Geleitwort

Der Bitte der Autoren und des Verlegers, dem vorliegenden Praxisleitfaden Luftrettung ein Geleitwort mit auf den Weg zu geben, komme ich gerne nach. Nicht allein etwa um den Kollegen Dr. J. Luxem und Dr. M. Kremer einen Gefallen zu erweisen oder gar weil das Buch zu seiner Verbreitung meiner Mitwirkung bedürfte. Ich tue es, weil ich ein Anäs-thesist der älteren Generation bin, der die Entwicklung der Notfallmedizin miterleben und auf regionaler Ebene mitgestalten durfte. Wir haben inzwischen *gelernt*, und darauf basiert ein Teil des notfallmedizinischen Fortschritts, denn "allein das Wissen um die Zusammenhänge unterscheidet den guten Notarzt unserer Tage vom Transporteur (!) der alten Zeit" (abgewandelt nach H. Hellner).

Die Luftrettung gilt bereits als etabliert. Sie ist fester Bestandteil unseres Rettungssystems geworden. So ist das Buch in erster Linie für die interessierten Mitarbeiter des Rettungsdienstes, namentlich der Luftrettung gedacht. Die Form der Darstellung des Stoffes hilft leicht, jene Zusammenhänge zu erkennen. Sie ist didaktisch gut gegliedert und enthält relevante physikalisch-physiologische Daten, die leicht zum Verständnis dessen, was Flugmedizin genannt wird, beitragen.
Ich bin sicher, daß das Hand(-liche)-Buch für Flugmedizin und Luftrettung als nützlicher Begleiter für die Praxis ein großes Interesse finden wird.

Uelzen, im Juni 1992   J.S. KONTOKOLLIAS

Inhaltsverzeichnis

Inhaltsverzeichnis

Physikalische Grundlagen

Gaspartialdruck

Merke: Mit zunehmender Höhe bleibt zwar der *relative* Volumenanteil eines Gases in der Luft gleich, jedoch sinkt sein Partialdruck (p) mit Abnahme des Luftdrucks.

Diese Beziehung ist durch das Gasgesetz von Dalton wiedergegeben:

Jedes Gas trägt entsprechend seinem Volumenanteil zum Gesamtdruck bei.

Beispiel: Bei einem Luftdruck von 760 mm Hg beträgt der Sauerstoffpartialdruck (pO_2) 159 mm Hg, in einer Höhe von 5500 m (Luftdruck 380 mm Hg) jedoch nur noch 80 mm Hg.

Da die Atemgase im Atemtrakt angefeuchtet werden, ist vom atmosphärischen Druck die Wasserdampfspannung von 47 mm Hg abzuziehen. Mit Abnahme des Sauerstoffpartialdrucks (pO_2) in der Atmosphäre sinkt auch der Sauerstoffpartialdruck in den Alveolen und im arteriellen Blut ($p_{art}O_2$ und $p_{alv}\ O_2$).

Physikalische Grundlagen

Höhe (ft)	pO$_2$ (mm Hg) Atmosphäre	Alveole	Arterie
0	159	107	98
1000	153	102	90
2000	148	96	86
3000	144	90	83
4000	137	84	80
5000	130	76	67
6000	125	71	64
7000	120	66	60
8000	116	59	55

Tab. 1: *Flughöhe und zu erwartende Sauerstoffwerte*

Für den Gesunden ergeben sich aus den Naturgesetzen der Physik in Druckkabinen oder auch in normalen Flughöhen für Hubschrauber keine Probleme. Er kann das verminderte Sauerstoffangebot durch Hyperventilation und Erhöhung des Herzzeitvolumens ausgleichen.

Physikalische Grundlagen

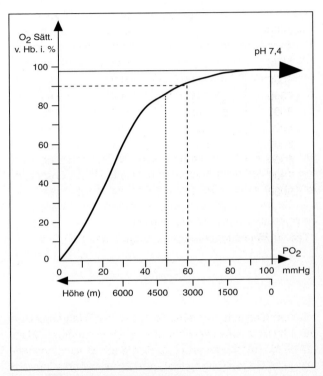

Abb. 1: *Sauerstoffdissoziationskurve*

Physikalische Grundlagen

Anders ist dies bei Patienten mit schweren Allgemeiner-
krankungen. Bei ihnen ist die Bandbreite der Kompensa-
tionsmechanismen erschöpft und es muß ihnen, um eine
adäquate Versorgung der Gewebe mit Sauerstoff sicherzustellen, vermehrt Sauerstoff angeboten werden.

Auf jeden Fall ist zu fordern, daß die Sauerstoffsättigung
des Patienten beim Aufstieg in relevante Höhen überwacht
wird. Dies ist zum Beispiel mit den handelsüblichen Puls-
oxymetern unter Beachtung der möglichen Quellen für
Fehlmessungen problemlos möglich
(☛ Geräte/Pulsoxymetrie).

Physikalische Grundlagen

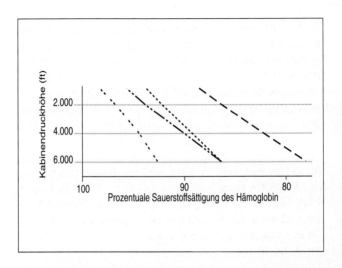

Abb. 2: *Arterielle Sauerstoffsättigung in unterschiedlichen Höhen bei kardiopulmonalen Erkrankungen (von links nach rechts: A: Gesunde, B: Patienten mit Herzerkrankungen, C: COLD und Herzerkrankung, D: interstitielle Lungenerkrankungen)*

Physikalische Grundlagen

Mit der Entscheidung zur Behandlung darf natürlich nicht bis zum Erreichen der absoluten Untergrenze der Sättigungswerte gewartet werden.

Abhängig vom Verlauf und den Vorerkrankungen ist eine frühzeitige Intervention zu empfehlen, um nicht unnötig und dann unter eventuell erschwerten Bedingungen in Zugzwang zu geraten. Auch ist zu beachten, daß Raucher eine erniedrigte Sauerstoffsättigung durch einen erhöhten Anteil an Kohlenmonoxid (CO) - Hämoglobin haben.

Die Auswirkungen von Flughöhe auf Druck und Volumen

Merke: Mit zunehmender Entfernung von der Meereshöhe nimmt der Luftdruck ab. Diese Abnahme des Luftdruckes hat Auswirkungen auf den Organismus.

Höhe (m/ft)		Druck (mm Hg)
Meereshöhe		760
3000	10000	523
5500	18000	380
8250	27000	258
10400	34000	187
11700	38500	152
12200	40000	141
12800	42000	127
13900	45500	108
14600	48000	96
19200	63000	47

Tab. 2: *Beziehung zwischen Höhe und Druck*

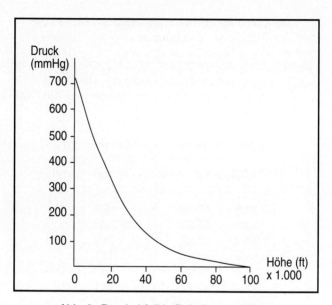

Abb. 3: *Druckabfall in Relation zur Höhe*

Physikalische Grundlagen

Diesem Phänomen und den damit verbundenen Effekten ist man auch an Bord von Luftfahrzeugen unterworfen. In modernen Flugzeugen ist der Umgebungsdruck nicht gleich dem in der entsprechenden Flughöhe herrschenden Druck, sondern wird durch die Druckkabine erhöht.

Flughöhe (m)	Kabinendruckhöhe (m)	mm Hg
0	0	760
8000	550	715
10000	1400	640
12000	2100	590

Tab. 3: *Druckverhältnisse in der Kabine*

Physikalische Grundlagen

Nach dem Gesetz von Boyle/Mariott verhalten sich bei konstanter Temperatur Druck und Volumen umgekehrt proportional:

$$P_1/P_2 = V_2/V_1$$

Beispiel: Ein Gasvolumen von einem Liter (V1) in Meereshöhe (P1 = 760 mm Hg) dehnt sich in einer Höhe von 8250 m (P2 = 380 mm Hg) auf das doppelte Volumen aus.

$$760 : 380 = x : 1$$

$$x = 2$$

Merke: In einer Kabinendruckhöhe von 2000 m dehnt sich ein Liter eines feuchten Gases bereits auf 1,3 Liter aus. Darmvolumina von 3 Litern nehmen dann leicht bis auf 4 Liter zu!

Physikalische Grundlagen

Höhe	(m/ft)	rel. Rauminhalt
Meereshöhe		1,0
1600	5000	1,2
3300	10000	1,5
5000	15000	1,9
6600	20000	2,4

Tab. 4: *Gasausdehnung in abgeschlossenen Räumen oder Körperhöhlen*

Das Verhältnis von Druck und Volumen bzw. relativer Rauminhalt zur Höhe macht nicht nur dem Kranken zu schaffen. Jeder kennt den "Druck auf den Ohren", der sich beim Sinkflug bemerkbar macht.

Dieses Phänomen ist so zu erklären:
Das Mittelohr hat über die Eustachische Röhre eine offene Verbindung zur Nase. Beim Aufstieg in größere Höhen nimmt der Umgebungsdruck ab und es kommt zu einer Volumenzunahme des im Mittelohr befindlichen Gases (Luft). Dieses kann über die Eustachische Röhre entweichen.

Physikalische Grundlagen

Beim schnellen Abstieg nimmt der Umgebungsdruck und damit der Druck auf das Trommelfell rasch zu, wenn die Eustachische Röhre nicht für einen entsprechenden Druckausgleich durch Schlucken oder Valsalva-Manöver eröffnet wird bzw. werden kann. Daher sollte man mit Schnupfen nicht fliegen oder mit abschwellenden Nasentropfen dafür sorgen, daß Druckausgleichsmanöver wieder durchgeführt werden können.

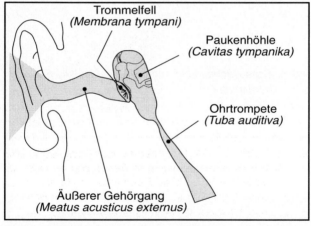

Trommelfell
(Membrana tympani)

Paukenhöhle
(Cavitas tympanika)

Ohrtrompete
(Tuba auditiva)

Äußerer Gehörgang
(Meatus acusticus externus)

Abb. 4: *Das Ohr und seine Verbindung zum Nasen-Rachenraum über die Eustachische Röhre. Die markierte Fläche zeigt eine gleiche Druckverteilung in allen Passagen, so daß auf beiden Seiten des Trommelfells der gleiche Druck herrscht.*

Physikalische Grundlagen

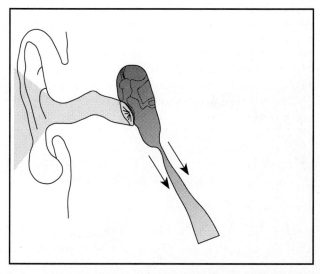

Abb. 5: *Nach dem Start fällt der Kabinendruck ab, so daß der Luftdruck im äußeren Gehörgang geringer als im Mittelohr ist. Das Trommelfell wölbt sich nach außen, bis die Luft über die Eustachische Röhre in den Nasen-Rachenraum entweichen kann.*

Physikalische Grundlagen

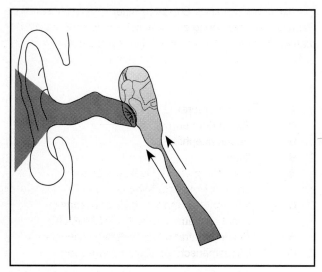

Abb. 6: *Während der Landung steigt der Kabinendruck an. Das Trommelfell wölbt sich nach innen, bis Luft vom Nasen-Rachenraum über die Eustachische Röhre aufsteigt und zum Druckausgleich führt.*

Physikalische Grundlagen

Die Ausdehnung eines Gases in einem abgeschlossenen Raum ohne Verbindung zur Atmosphäre spielt in vielen Situationen eine Rolle. Tabelle 5 gibt hierüber einen Überblick.

- Pneumothorax
- Bullae der Lunge
- Pneumocephalus
- Ileus
- Erkrankungen der Nase, der Ohren und der Nasennebenhöhlen
- Infusion (Volumen in der Tropfkammer dehnt sich aus. CAVE: LUFTEMBOLIE)
- Vakuummatratze (im Steigflug absaugen)
- Tubusmanschette (Cuffdruckmesser)

Tab. 5: *Probleme mit der Volumenzunahme bei abnehmendem Druck*

Physikalische Grundlagen

Die Probleme des expandierenden Volumens bei nachlassendem Luftdruck spielen ganz besonders beim narkotisierten Patienten eine Rolle. Es ist immer zu bedenken, so banal dies auch klingt, daß diese Patienten ihre Beschwerden nicht verbalisieren können. Dies muß vom begleitenden Personal durch regelmäßige Untersuchung und Beobachtung sowie durch den Einsatz technischer Hilfsmittel ausgeglichen werden (☛ Geräte).

Lärm

Die Geräuschpegel im Innern von Hubschraubern, aber auch in Ambulanzflugzeugen oder Linienflugzeugen, liegen weit über den als Grenzwerten für Patienten angesehenen Werten.

So konnten z.B. in Hubschraubern bis zu 105 dB (A) gemessen werden. Diese Lärmpegel können Streßreaktionen des Körpers hervorrufen. Sie sind am Anstieg von Herzfrequenz und Blutdruck erkennbar. Auch eine vorübergehende Abschwächung des Hörvermögens wurde beobachtet. Somit ist zu fordern, daß für Patienten zumindest im Hubschrauber, gegebenenfalls, abhängig vom Lärmpegel, aber auch in kleineren Ambulanzflugzeugen, für einen adäquaten Lärm- bzw. Gehörschutz gesorgt wird.

Physikalische Grundlagen

Rapide Dekompression

Kommt es an Bord eines Flugzeugs mit Druckkabine in
großer Höhe plötzlich zu einem Leck, fällt der Druck in der
Kabine rapide auf den in dieser Höhe herrschenden Druck
ab. Hierbei kann es zur Entwicklung der Druckfallkrankheit
kommen. Entscheidend dafür sind folgende Faktoren:

1. *Nach Henry ist die Löslichkeit eines Gases in einer
    Flüssigkeit proportional zum Druck:*

$$P_1/P_2 = Q_1/Q_2$$

Merke: In Meereshöhe löst ein Liter Wasser 18 cm^3 Luft;
         in 18000 ft. Höhe löst ein Liter Wasser nur noch
         9 cm^3 Luft.

Daraus folgt:

Kommt es zum plötzlichen Druckabfall aufgrund
eines Lecks, so kann ein in Blut und Geweben
gelöstes Gas nicht mehr in Lösung gehalten werden $\longrightarrow$ es perlt aus!

Physikalische Grundlagen

2. *Durch den plötzlichen Abfall des Sauerstoffpartial-drucks kommt es zur Hypoxie.*

3. *Das Luftvolumen in Lunge, Nasennebenhöhlen und Mittelohr vergrößert sich in der Geschwindigkeit des Druckabfalls (Boyle/Mariott´sches Gesetz).*

Entscheidend für die Geschwindigkeit des Druckabfalls sind der Rauminhalt des Flugzeuges und die Größe des Lecks. So dauert die von SHARP errechnete Dekompressionszeit von einer Kabinendruckhöhe von 1650 m auf die Flughöhe von 13300 m in einem Flugzeug von 370 m^3 Rauminhalt bei einem Leck von 0,045 m^2 Größe 50 Sekunden. Hat das Leck eine Größe von 1,33 m^2, beträgt die Dekompressionszeit nur noch 2,1 Sekunden.

Mit dem Auftreten der Druckfallkrankheit ist zu rechnen, wenn der Außendruck einer entsprechenden Flughöhe höchstens die Hälfte des Kabinendrucks beträgt (P_1/P_2 = 1/2). Die Symptome der Druckfallkrankheit können noch bis zu 12 Stunden nach dem Ereignis auftreten.

Physikalische Grundlagen

- "bends": stechende Schmerzen in Gelenken, Bändern, Muskeln
- "chokes": Luftnot, Reizhusten
- Fettembolie
- Parästhesien
- Petechien
- ZNS-Störungen
- Skotome, Hemianopsie,
- verschwommenes Sehen
- Schock

Tab. 6: *Symptome der Druckfallkrankheit*

Die Therapie muß unverzüglich eingeleitet werden. Der schonendste und schnellste Transport zu einer Überdruckkammer findet normalerweise mit Hubschrauber oder Flugzeug statt. Hier sollte der Umgebungsdruck allerdings nicht erneut absinken. Als absolute Obergrenze gilt eine Druckhöhe von 1000 m (☛ Druckkammern).

Physikalische Grundlagen

Therapeutische Maßnahmen zur Behandlung der Druck-
fallerkrankung (Caisson-Krankheit):

1. Ruhigstellung, jede Bewegung
    vermeiden
2. 100% Sauerstoff über dichtsitzende
    Maske, wenn möglich mit Überdruck
    (Denitrogenisation)
3. sofortiger Sinkflug
4. Überdruckkammerbehandlung

Beschleunigung

Die Beschleunigungen, denen der liegende Patient ausge-
setzt wird, sind achsenabhängig im Bereich von unter
einem G und haben meist keinen Effekt auf den Patienten.
Kurzzeitig (< 1 sec.) können, z.B. bei starken Böen, aber
auch vertikale Beschleunigungen von bis zu 3 G auftreten,
wodurch eventuell ☛ Kinetosen ausgelöst werden.

Raum für persönliche Notizen

Physiologische Grundlagen

Temperatur und Flüssigkeitshaushalt

Mit zunehmender Entfernung von der Erdoberfläche nimmt die Temperatur um ca. 0,6°C pro 100 m ab. Um in größeren Flughöhen ein erträgliches Klima zu schaffen, muß die Luft erwärmt werden. Da die absolute Feuchtigkeit der kalten Umgebungsluft sehr gering ist, sinkt die relative Feuchtigkeit der erwärmten Luft in der Kabine auf Werte unter 10%.

- Kopfschmerzen
- Durst
- Müdigkeit, Apathie,
- Bewußtseinsstörungen, Koma
- Tachykardie
- erniedrigter Blutdruck
- orthostatische Störungen
- verminderter Gewebsturgor
- Muskelschwäche
- Oligurie
- Schock

Tab. 7: *Symptome der Dehydratation*

Physiologische Grundlagen

Die Inspirationsluft wird auf dem Weg in die Alveolen mit Wasser gesättigt. Diese Flüssigkeit geht dem Körper bei der Exspiration verloren (Perspiratio insensibilis). Mit dem Abfall der relativen Luftfeuchtigkeit muß in die Atemluft absolut mehr Wasser zur Sättigung abgegeben werden. Zusätzlich verliert der Körper noch Flüssigkeit über die Haut.

Der absolute Flüssigkeitsbedarf in Ruhe steigt unter diesen Bedingungen von ca. 1,5 ml/kg Körpergewicht je Stunde auf ca. 3 ml/kg Körpergewicht je Stunde. Wird der zusätzliche Bedarf nicht durch verstärkte Flüssigkeitsaufnahme gedeckt, kann es zu Symptomen der Dehydratation kommen (☛ Tabellen).

Physiologische Grundlagen

Zirkadiane Rhythmik

Fast alle Regelgrößen des menschlichen Körpers unterliegen einem festen, ungefähr 24 Stunden dauernden Rhythmus. Innerhalb dieser 24 Stunden kommt es zu periodischen Schwankungen innerhalb der verschiedenen Körpersysteme. So hat z.B. die Körpertemperatur am frühen Morgen ein Minimum und erreicht abends den Maximalwert mit ca. 1-1,5°C über dem Basalwert. Die zirkadiane Rhythmik erfährt eine Synchronisation durch äußere Faktoren wie den Wechsel von Helligkeit und Dunkelheit oder soziale Faktoren.

Bei einem Flug über mehrere Zeitzonen gerät diese Rhythmik in Unordnung und es dauert einen, von der Anzahl der Zeitzonen abhängigen Zeitraum, bis die biologischen Systeme resynchronisiert sind.

Dies ist wichtig für Patienten, die unter einer Dauermedikation stehen. Nimmt ein Patient sein Medikament in Deutschland regelmäßig zu einer festen Zeit ein, so muß er nach einem Flug nach New York eine über zwei Tage dauernde Anpassungsphase durchlaufen, um der verzögerten Resynchronisation seines Körpers gerecht zu werden und weiterhin eine bedarfsgerechte Wirkung der Medikation zu erzielen.

Raum für persönliche Notizen

Zeitzonentafel

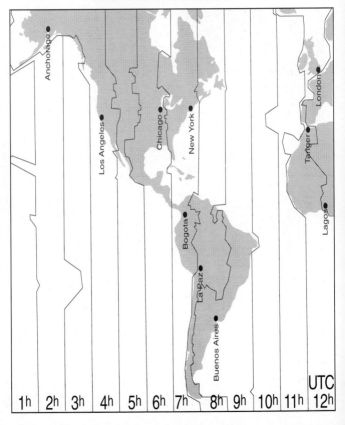

Abb. 7a: *Zeitzonentafel (westl. Richtung) UTC - 1 Stunde je Zone*

Zeitzonentafel

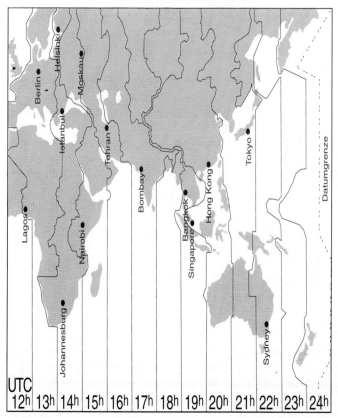

Abb. 7b: Zeitzonentafel (östl. Richtung) UTC + 1 Stunde je Zone

Eventuell sind auch engmaschige Kontrollen der Medikamentenwirkung notwendig, wie z.B. beim insulinpflichtigen Diabetiker.

Jet-lag-Syndrom

Das Jet-lag-Syndrom beschreibt die Desynchronisation von zirkadianer Rhythmik und Umwelt beim Überfliegen verschiedener Zeitzonen. Es führt zu Störungen im Ablauf vegetativer Funktionen.

- Benommenheit
- Leistungsverlust
- Schlafstörungen
- Ermüdung

Tab. 8: *Symptome des Jet-lag*

Diese Störungen können Tage bis mehrere Wochen anhalten. Ausschlaggebend für die Dauer ist neben der individuellen Disposition die Anzahl der überflogenen Zeitzonen und die Flugrichtung.

Physiologische Grundlagen

Im allgemeinen wird ein Flug von West nach Ost schlechter toleriert als von Ost nach West. Dies kann mit der besseren Adaption des Schlafrhythmus, aber auch mit dem Einfluß sogenannter Zeitgeber zusammenhängen. Diesen Zeitgebern wurde lange eine wichtige Funktion in der Behandlung des Jet-lag-Syndroms zuerkannt.

So versuchte man durch Anwendung äußerer Einflüsse wie Hell/Dunkelsignale oder durch Gabe möglicher innerer Zeitgeber wie des Hormons Melatonin die Resynchronisation zu beschleunigen.

Die Melatoninkonzentration im Blut unterliegt einer ausgeprägten zirkadianen Rhythmik. Am Tage sind die Werte kleiner als 20 pg/ml. Nachts erreichen sie Spitzenwerte von 40-100 pg/ml. Aus tierexperimentellen Versuchen ist bekannt, daß es für den Schlaf zwar nicht unabkömmlich ist, aber für die Regulation der Schlafbereitschaft und für den Erhalt des Schlafs eine wichtige Rolle spielt.

Für den Reisenden bedeutet dies, daß er seinen Schlaf-/Wachrhythmus entsprechend der Flugrichtung durch gezieltes Verlängern oder Verkürzen des Schlafs ändern sollte.

Physiologische Grundlagen

Merke: Nach einem Flug in Richtung Osten ist eine Verlängerung der normalen 24-Stunden-Rhythmik unbedingt zu vermeiden. Eine Verkürzung des Schlafs sollte angestrebt werden. Bei einem Flug in Richtung Westen sollten dagegen die Wachphasen verlängert werden. Dadurch gewöhnt der Körper sich schneller an den neuen Zeittakt. Dies gelingt im allgemeinen besser, da es einfacher ist, den Schlafbeginn zu verzögern, als gewollt früher einzuschlafen.

Physiologische Grundlagen

Lagerung während des Transports

Über die Frage, in welche Richtung der Patient gelagert werden sollte, besteht keine endgültige Klarheit. Sowohl die Lagerung mit dem Kopf in Flugrichtung als auch die umgekehrte Lagerungsrichtung haben im Einzelfall Vor- und Nachteile. Man muß sich allerdings der physiologischen Effekte, die sich unter Flugbedingungen aus der Lagerung ergeben, bewußt sein.

Im RTH ist meist eine flache Lagerung mit dem Kopf in Flugrichtung vorgegeben. Während des Fluges kann der Patient über längere Zeit in Kopftieflage kommen. Dies hat z.B. für den Polytraumatisierten sicherlich Vorteile, ist aber beim Patienten mit erhöhtem Hirndruck nicht wünschenswert, da arterieller Blutdruck, zentralvenöser Druck und, unter den Umständen einer beeinträchtigten Autoregulation, auch der intrakranielle Druck ansteigen.

Im Ambulanzflugzeug sind die Lagerungsänderungen durch Start, Landung und unterschiedliche Beschleunigungen zu beachten.

Physiologische Grundlagen

Kinetose (Reise- oder Flugkrankheit)

Der Begriff "Flugkrankheit" ist unzutreffend, da es sich dabei nicht um eine Krankheit, sondern um ein physiologisches Geschehen handelt. Die Flugkrankheit bezeichnet eine Anzahl von Symptomen, ausgelöst durch übermäßige Reizung eines Sensors oder der gleichzeitigen Reizung mehrerer Sensoren - *deren Meldungen nicht zueinander passen.*

Beispiel:

- Rasche Kopfbewegungen bei Kurvenflug. Das optische System signalisiert ein stehendes Bild der Flugzeugkabine, während das vestibuläre System gegenteilig dazu den Kurvenflug sowie die Kopfbewegung wahrnimmt.

- **Bumping** - kurze Vertikalbeschleunigug von +3 bis -2G durch Überfliegen von auf- und absteigender Luftströmung (besonders an heißenTagen). Sie verursachen ein subjektives Gefühl des Wegsackens und Fallens durch Höherverlagerung des Magens und der Gewichtsverminderung der Trägheitskräfte.

- **Fishtail Movements** - Drehbeschleunigungen um die Hoch- und Querachse bei Unterbringung im Heck des Flugzeuges.

Physiologische Grundlagen

Symptome   (in der Reihenfolge des Entstehens)

- – Blässe
- – Müdigkeit (Gähnen)
- – Schweißausbruch
- – Übelkeit
- – Erbrechen

Therapie

1. *Prophylaxe (Vorbeugung)*

- – Ruhe vor der Reise
- – Bei bekannter Empfindlichkeit eine halbe Stunde
  vor Antritt des Fluges (Dosierung nach Breuninger)
  - – Vomex A   4 x tgl. 1 Dragee oder
    3 x tgl. 1 Supp.
  - – Peremesin   morgens und abends je 1 Tbl.
  - – Cocculus   Rp. Cocculus D6 20,0
    (Homöopathie) 4 x tgl. 10 Tropfen

2. *Therapie im Anfall (Akuttherapie)*

- – Kopf ruhig halten
- – Augen schließen
- – Sofortiges Vermeiden einer optischen Fixierung
  (z.B. Zeitunglesen, Schreiben)
- – Standortverlagerung zur Flugzeugmitte
- – evtl. Sedierung zur Milderung der Angst und emotionaler
  Irritationen.

Raum für persönliche Notizen

Flugsicherheit

Die Flüge in der Primär- und Sekundärrettung mit Hubschraubern werden in Deutschland zum größten Teil unter Sichtflugbedingungen durchgeführt. Der geregelte Luftfahrbetrieb ist in Deutschland an das Luftverkehrsgesetz (LuftVG) und die Luftverkehrsordnung (LuftVO) gebunden.

In § 25 Abs. 2 Nr. 2 LuftVG z.B. wird die Landung, aus Gründen der Sicherheit oder zur Hilfeleistung bei einer Gefahr für Leib und Leben einer Person, außerhalb genehmigter Flugplätze erlaubt. Diese Regelung trifft auf die meisten Landungen im Luftrettungsdienst zu. Diese Landungen wären formaljuristisch jedoch jedesmal Ausnahmesituationen. Daher verfügen die RTH-Stationen in Deutschland über eine Sondererlaubnis des zuständigen Regierungspräsidenten zur Durchführung von Rettungsflügen in Abweichung von § 25 Abs. 1 LuftVG unter Berufung auf den Richtlinienerlaß der Bundesminister für Verkehr vom 01.02.1985.

Dieser Richtlinienerlaß bezieht sich auf die Erteilung von Sondergenehmigungen für Hubschrauber, an nicht festgelegten Orten außerhalb der für Hubschrauber genehmigten Flugplätze zu starten und zu landen (§ 25 LuftVG, §15 LuftVO) und die Sicherheitshöhe zu unterschreiten (§ 6 LuftVO). Dieser Erlaß findet u.a. Anwendung bei Flügen des Such- und Rettungsdienstes und bei Krankentransporten. Diese Regelung ist an Auflagen und Einschränkungen, wie z.B. den Besitz der Berufshubschrauberführererlaubnis oder Gebirgsflugeinweisung für Hubschraubereinsätze in den Alpen, gebunden.

Flugsicherheit

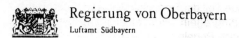

Regierung von Oberbayern
Luftamt Südbayern

Ihr Schreiben vom/Ihr Zeichen	Bitte bei Antwort angeben Unser Aktenzeichen	Bitte durchwählen ☎ (089) 2176 -	Zimmer-Nr.	München
15.06.90 -FBL/Se-tc-	~~316 - 3748 - 1/90~~	~~422~~	1426	19.07.1990

Luftverkehrsgesetz (LuftVG) und Luftverkehrsordnung (LuftVO)
Allgemeinerlaubnis für den Einsatz von Hubschraubern

Anlagen
1 Kostenrechnung

1. Die Regierung von Oberbayern - Luftamt Südbayern - erteilt in jederzeit widerruflicher Weise dem im Anschriftfeld bezeichneten Antragsteller die

Erlaubnis

außerhalb der für Hubschrauber genehmigten Flugplätze zu starten und zu landen (§ 25 Abs. 1 LuftVG) i. V. m. § 15 LuftVO sowie auf Grund der Richtlinien für Allgemeinerlaubnisse für den Einsatz von Hubschraubern des Bundesministers für Verkehr vom 01.02.1985 (Nachrichten für Luftfahrer Teil I Nr. 49/85).

Erlaubnisinhaber	Erlaubnis längstens bis
▉▉▉▉▉▉▉▉▉▉▉▉▉▉▉▉	31.08.1992

Diese Erlaubnis gilt ausschließlich für:

1.1
Flüge zu Zwecken des Such- und Rettungsdienstes und des Krankentransportes

1.2
Flüge in unmittelbarem Zusammenhang mit dem Such- und Rettungsdienst und dem Krankentransport (z.B.Katastrophenschutzübungen, Rettungsdemonstrationen, Tank-flüge, Transferflüge vom Abstellplatz des Hubschraubers zur Rettungsstation und zurück).

1.3
Unterschreiten der Sicherheitsmindestflughöhe (§ 6 LuftVG) in medizinisch dringend erforderlichen Fällen.

Abb. 8: *Sondererlaubnis einer Rettungshubschrauber-station*

Flugsicherheit

Der überwiegende Teil der Rettungsflüge wird unter Beachtung der Sichtflugregeln (**V**isual **F**light **R**ules = **VFR**) durchgeführt. Diese Regeln sind in § 28 - § 32 LuftVO spezifiziert.

§ 28: Flüge nach Sichtflugregeln im kontrollierten Luftraum oder in einer Höhe von 900 m (3000 Fuß) und mehr über Grund oder Wasser außerhalb des kontrollierten Luftraumes

1.   Im kontrollierten Luftraum oder in einer Höhe von 900 m (3000 Fuß) und mehr über Grund oder Wasser außerhalb des kontrollierten Luftraums sind Flüge nach Sichtflugregeln so durchzuführen, daß

1.1   der Luftfahrzeugführer eine Flugsicht von mindestens 8 km hat und

1.2   das Luftfahrzeug von den Wolken in waagerechter Richtung mindestens 1,5 km, in senkrechter Richtung mind. 300 m Abstand hält.

Flugrichtung ist die Sicht in Flugrichtung aus dem Führerraum eines Luftfahrzeuges.

2.   In Kontrollzonen können Flüge nach Sichtflugregeln nur durchgeführt werden, wenn zusätzlich
2.1   eine Bodensicht von mind. 8 km herrscht und
2.2   die Hauptwolkenuntergrenze in einer Höhe von mind. 600 m über Grund oder Wasser liegt.

Flugsicherheit

Bodensicht ist die Sicht auf einem Flugplatz, wie sie von einer amtlich beauftragten Person festgestellt wird. Hauptwolkenuntergrenze ist die Untergrenze der niedrigsten Wolkenschicht über Grund oder Wasser, die mehr als die Hälfte des Himmels bedeckt und unterhalb von 6000 m (20000 Fuß) liegt.

3. Der Bundesminister für Verkehr kann niedrigere Mindestwerte für Flugsicht und Abstand von Wolken sowie für Bodensicht und die Hauptwolkenuntergrenze festlegen, soweit die öffentliche Sicherheit und Ordnung, insbesondere die Sicherheit des Luftverkehrs, dadurch nicht beeinträchtigt werden.

4. (...)

§ 29: Flüge nach Sichtflugregeln außerhalb des kontrollierten Luftraums in Höhen von weniger als 900 m (3000 Fuß) über Grund oder Wasser

1. Flüge nach Sichtflugregeln außerhalb des kontrollierten Luftraums in Höhen von weniger als 900 m (3000 Fuß) über Grund oder Wasser sind außer von Drehflüglern, Luftschiffen und Freiballonen so durchzuführen, daß

1.1 der Luftfahrzeugführer Erdsicht und eine Flugsicht von mindestens 1,5 km hat und

Flugsicherheit

1.2 das Luftfahrzeug Wolken nicht berührt.

2. Außerhalb des kontrollierten Luftraums in Höhe von
weniger als 900 m (3000 Fuß) über Grund oder
Wasser sind Flüge mit Drehflüglern sowie Luftschiff-
und Ballonfahrten nach Sichtflugregeln so durchzuführen, daß

2.1 der Luftfahrzeugführer Erdsicht und eine Flugsicht
von mindestens 800 m hat,

2.2 das Luftfahrzeug Wolken nicht berührt,

2.3 ein rechtzeitiges Erkennen von Hindernissen
möglich ist.

3. (...)

§ 30: Flüge nach Sichtflugregeln oberhalder Flugfläche 200
(Anmerk. d. Verf.: FL 200 = 20.000 Fuß = 6562 m)

Flüge nach Sichtflugregeln oberhalb der Flugfläche
200 sind untersagt. Der Bundesminister für Verkehr
kann Ausnahmen zulassen.

§ 31: Höhenmessereinstellungen und Reiseflughöhen bei
Flügen nach Sichtflugregeln

(...)

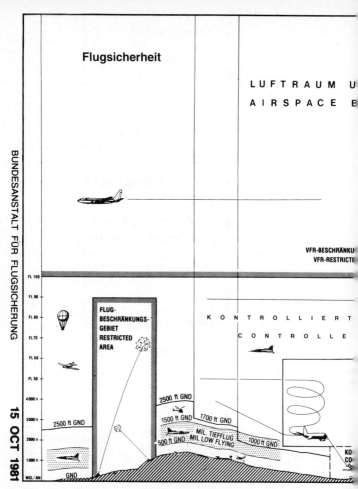

Abb. 9: *Luftraumgliederung in Deutschland*

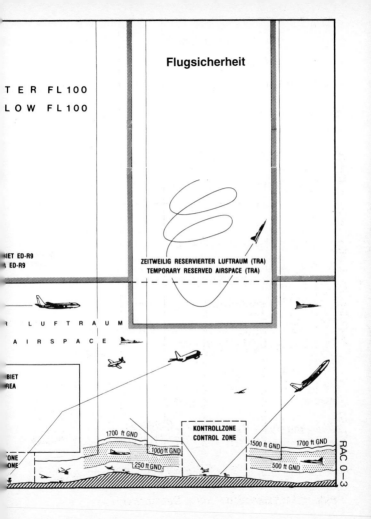

Flugsicherheit

T E R FL 100

L O W FL 100

IET ED-R9

ED-R9

R L U F T R A U M

A I R S P A C E

ZEITWEILIG RESERVIERTER LUFTRAUM (TRA)
TEMPORARY RESERVED AIRSPACE (TRA)

BIET
REA

KONTROLLZONE
CONTROL ZONE

1700 ft GND

1000 ft GND

250 ft GND

1500 ft GND

1700 ft GND

500 ft GND

ONE
ONE

Flugsicherheit

§ 32: Flüge nach Sichtflugregeln über Wolkendecken

Bei Flügen nach Sichtflugregeln dürfen Wolkendecken nur dann überflogen werden, wenn

1. die Flughöhe mindestens 300 m (1000 Fuß) über Grund oder Wasser beträgt und die Flugsicht sowie der Abstand von den Wolken nach § 28 Abs.1 Nr.1 und Nr. 2 eingehalten werden,

2. der Luftfahrzeugführer in der Lage ist, den beabsichtigten Flugweg einzuhalten,

3. der Anflug zum Zielflugplatz und die Landung bei Flugverhältnissen, bei denen nach Sichtflugregeln geflogen werden darf, gewährleistet ist,

4. der Luftfahrzeugführer die Berechtigung zur Ausübung des Flugfunkverkehrs hat.

(Mit freundlicher Genehmigung des Bundesministers für Verkehr)

Zusätzliche VFR-Bestimmungen für Kontrollzonen (CTR)

Vor dem Einflug in eine Kontrollzone (CTR) und vor dem Start von einem Flugplatz in einer Kontrollzone ist eine Freigabe erforderlich.

Flugsicherheit

Kontrollzonen mit der Kennzeichnung "HX"

Einige Kontrollzonen, besonders um Militärflugplätze, gelten nicht zu bestimmten Zeiten an Wochenenden und gesetzlichen Feiertagen.

Da solche Kontrollzonen jederzeit reaktiviert werden können, haben Luftfahrzeugführer vor dem Einflug in diese Kontrollräume sich rechtzeitig bei FIS (Flight Information Service) über den aktuellen Status zu informieren.

Kontrollierte Sichtflüge (CVFR-Flüge) im Bereich von Verkehrsflughäfen

CVFR-Flüge sind Flüge nach Sichtflugbestimmungen, die in bestimmten Teilen des kontrollierten Luftraums (CVFR-Gebiete) der Flugverkehrskontrolle unterliegen, d.h. diese Flüge werden von Flugverkehrskontrollstellen durch Freigabe oder Anweisungen in bezug auf Strecke und Höhe sowohl von IFR-Flügen (Flüge nach Instrumentenflugbestimmungen) als auch von anderen CVFR-Flügen gestaffelt. CVFR-Regelungen bestehen im Bereich der meisten Verkehrsflughäfen.

Die CVFR-Regelungen verfolgen den Zweck, die Sicherheit im Luftraum mit IFR/VFR-Mischverkehr und hoher Verkehrsdichte zu erhöhen.

Flugsicherheit

Flüge nach Sichtflugregeln bei Nacht

Begriff der Nacht

Als Nacht gilt der Zeitraum zwischen einer halben Stunde nach Sonnenuntergang und einer halben Stunde vor Sonnenaufgang (SS +30 bis SR -30).

Flugregeln

Für Flüge bei Nacht nach Sichtflugregeln gelten die Sichtflugregeln nach § 28-32 LuftVO (Luftverkehrsordnung).

Flugplanabgabe

Für Flüge bei Nacht im kontrollierten Luftraum hat der Luftfahrzeugführer der zuständigen Flugverkehrskontrolle einen Flugplan zu übermitteln, eine Flugverkehrsfreigabe einzuholen und der zuständigen Flugverkehrskontrollstelle die tatsächliche Startzeit sowie die Landemeldung unverzüglich zu übermitteln.

Funkverkehr

Bei Nachtflügen im kontrollierten Luftraum hat der Luftfahrzeugführer eine dauernde Hörbereitschaft auf der festgelegten Funkfrequenz der zuständigen Flugverkehrskontrolle aufrecht zu erhalten und im Bedarfsfall Funkverkehr mit ihr herzustellen. Der Sprechfunkverkehr kann auch in deutscher Sprache abgewickelt werden.

Flugsicherheit

Flüge außerhalb der Sichtweite eines für den Nachtflugbetrieb genehmigten und befeuerten Flugplatzes (Überlandflüge)

Für Flüge nach Sichtflugregeln bei Nacht, die als Überlandflüge durchgeführt werden, müssen Flugzeuge und Hubschrauber ausgerüstet sein mit:

im kontrollierten Luftraum
- UKW Sprechfunkgerät
- VOR Navigations-Empfangsgerät

im unkontrollierten Luftraum
- UKW Sprechfunkgerät
- VOR Navigations-Empfangsgerät
- automatisches Funkpeilgerät (ADF)

Ausbildungsvoraussetzung

Voraussetzung für VFR-Flüge bei Nacht sind die Nachtflugberechtigung des Piloten gem. § 83 LuftPersV und Instrumentenberechtigung (IFR rating).

Raum für persönliche Notizen

Sprechfunkverfahren

Der Sprechfunkverkehr im beweglichen Flugfunkdienst wird in englischer Sprache durchgeführt. Bei Flügen nach Sichtflugregeln (VFR) und im Rollverkehr kann der Sprechfunk in deutscher Sprache durchgeführt werden, sofern hierfür besondere Funkfrequenzen festgelegt worden sind.

Der Sprechfunkverkehr im beweglichen Flugfunkdienst auf Funkfrequenzen der nicht von der Bundesanstalt für Flugsicherung (BFS) betriebenen Bodenfunkstellen wird in deutscher Sprache durchgeführt.

Rufzeichen von Bodenfunkstellen

- CONTROL   Bezirkskontrolldienst ohne Radar
- APPROACH   Anflugkontrolldienst ohne Radar
- RADAR   Flugverkehrskontrolldienst mit Rundsichtradar
- ARRIVAL   Anflugkontrolldienst mit Rundsichtradar
- DEPARTURE   Abflugkontrolldienst mit Rundsichtradar
- PRECISION   Endanflugkontrolle mit Präzisionsradar

Sprechfunkverfahren

- **TOWER** — Flugplatzkontrolldienst
- **DELIVERY** — Übermittlung von Strecken-freigaben
- **GROUND** — Bewegungslenkung auf dem Rollfeld
- **INFORMATION** — Fluginformationsdienst der BFS
- **VOLMET** — Flugfunkdienst für Flughafen-wetter- und Landewettervor-hersagen
- **APRON** — Bewegungslenkung auf dem Vorfeld
- **INFO** — Fluginformationsdienst durch Flugleiter
- **DISPATCH** — Flugbetriebsmeldungen einer Airline

Sprechfunkverfahren

Im UKW/VHF-Bereich ist ein sicherer Empfang nur möglich, wenn aufgrund der quasi-optischen Funkwellenausbreitung zwischen Bodenstation und Luftfahrzeug Hindernisfreiheit besteht.

Die Reichweite ist nicht nur von der Sendeleistung der Station, sondern vor allem auch von der Flughöhe über Grund abhängig.

Durch die quasi-optische Funkwellenausbreitung (line-of-sight range) von UHF und VHF Sendern kann die Reichweite nach folgender Faustformel berechnet werden:

REICHWEITE (NM) = 1,23 x Flughöhe $\sqrt{}$ (ft)

Beispiel: Flughöhe 2500 ft GND

Reichweite in nautischen Meilen (NM)

Reichweite	$\leftrightarrow$	1,23 x $\sqrt{}$ 2500
	$\leftrightarrow$	1,23 x 50
	$\leftrightarrow$	61,5 NM
	$\leftrightarrow$	ca. 114 km

Sprechfunkverfahren

Merke: Niedrige Höhen verursachen Funksprechschwie-
rigkeiten, weil die Bodenstelle "unter dem Hori-
zont" liegt. Auch Berge zwischen Luftfahrzeug und
der Bodenstation können den Empfang unmöglich
machen.

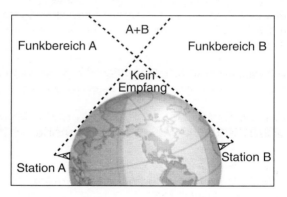

Abb. 10: *Funkwellenausbreitung*

Höhe über Grund (GND)	Ungefähre Reichweite (km)
1000 ft	72 km
2000 ft	102 km
3000 ft	124 km
5000 ft	161 km
10000 ft	227 km
15000 ft	279 km
20000 ft	322 km

Tab. 9: *Funkwellenreichweite*

Flugwetter

Flüge nach Sichtflugbedingungen VFR/Tag und Sichtflug-bedingungen VFR/Nacht werden mündlich beraten. Die Beratung über die automatischen Anrufbeantworter (AFWA = **A**utomatische **F**lug**w**etter**a**nsage) ist statthaft, wenn innerhalb einer Stunde gestartet wird.

Das BTX-Programm des Flugwetterdienstes wird erweitert und schrittweise auf 24-stündige automatische Aktualisie-rung umgestellt.

Der Zugang erfolgt über **BTX Seite * 444 401 #**

Über Telefax wird für VFR-Flüge ein Programm mit auto-matischem Speicherabruf angeboten: Es enthält:

❏ Flugwetterübersichten
❏ Wind- und Temperaturvorhersagekarten
    FL50 und FL100
❏ AFWA-/GAFOR- Berichte
    (GAFOR = **G**eneral **A**viation **F**orecast)
❏ Vorhersagekarte signifikanter
    Wettererscheinungen bis FL 100
❏ Flughafen-Wettervorhersage

Flugwetter

Der Abruf erfolgt nur über die Telefax-Nummern:

- Berlin   0 30/69 00 83 92
- Dresden   03 51/7 55 50
- Frankfurt   0 69/82 17 69

Flugwetter Österreich

Wetterdienststellen in Österreich:

- ❏ Flughafen Wien-   02 22/7 01 04-0
  Schwechat
- ❏ Flughafen Graz   03 16/29 12 84-0
- ❏ Flughafen Klagenfurt   04 63/4 15 20-0
- ❏ Flughafen Linz   0 72 21/7 27 00-0
- ❏ Flughafen Salzburg   06 62/85 24 54-0
- ❏ Flughafen Innsbruck   05 12/28 53 72

Flugunfälle

In allen Flugarten kann es zu Situationen kommen, die einen geordneten Flugbetrieb unmöglich machen. Die besonderen Risiken ergeben sich unmittelbar aus den Anforderungen, die an den Luftrettungsdienst gestellt werden.

Luftrettungseinsätze werden

- ohne besondere navigatorische Vorbereitung schnellstmöglich angetreten

- auch bei relativ schlechtem Wetter angetreten, wenn die Güterabwägung es gestattet (im Rahmen der Mindestvorgaben Sicht/Flughöhe ☞ Flugsicherheit)

- zu Notfallorten durchgeführt, die in vorher nicht erkundetem Gelände (Wohngebieten, verkehrsträchtigen Straßen, Nähe von Hindernissen) liegen.

Ordnet man die Unfallgeschehen ihrer Betriebsphase zu, so ist die Landephase mit 47% der gefährlichste Zeitraum. Der unbekannte Einsatz- oder Landeort bleibt ein nicht zu unterschätzendes Risiko. Nicht die Zielfindung oder der Überflug birgt das fliegerische Risiko, sondern die Zeit ab der Aufgabe der sonst verbindlichen Sicherheitshöhe unter Instrumenten- oder Sichtflugbedingungen. Dabei ist es gleichgültig, ob es sich um einen Unfallort oder um einen Krankenhauslandeplatz handelt. Der entscheidende Faktor ist das "Nichtkennen" des Landeortes.

Flugunfälle

Bei der statistischen Auswertung lag in 38% der Flugunfälle eine Berührung mit Hindernissen dem Unglück zugrunde. Einige Unfälle ereigneten sich durch Einflug in Schlechtwettergebiete (Nebel, Schnee). Hier lag der Anteil der tödlichen Unfälle besonders hoch. Besonders bei Nachtflügen nach Sichtflugbedingungen besteht immer die Gefahr, unbeabsichtigt oder unvorbereitet in Wolken oder Schlechtwettergebiete zu gelangen, die einen kontrollierten Flugzustand plötzlich unmöglich machen.

Merke: Aufgrund dieser Gefahren ist der Rettungshubschrauber für Primäreinsätze nach Einbruch der Dunkelheit nicht besonders geeignet. Sekundäreinsätze sollten zu Nacht- und Schlechtwetterzeiten auf das absolut notwendige Maß reduziert werden.

Es bleibt zu bedenken, daß auch die Besatzungen der privaten Sekundärhubschrauber und der Helikopter des SAR (Search and Rescue) den Landeort nicht aus dem täglichen Anflug kennen. Eine fremde Landestelle birgt immer Gefahren, da selbst bei technischer Radarausrüstung des Helikopters (IFR) die bodenseitige Anlage am Krankenhauslandeplatz fehlen wird. Viele Transporte sind sicherlich auch am nächsten Tag durchzuführen. In unabwendbaren Fällen sollte auch an einen Transport von Flugplatz zu Flugplatz gedacht werden.

Flugbetrieb

● Vor der Landung niemals Tücher oder sonstige Zeichen auslegen.

● Gemähtes Gras, lockerer Schnee, feine Steine, Split und Sand werden bei der Landung des Huschraubers hochgewirbelt, beeinträchtigen die Sicht und können die Sicherheit des Rettungshubschraubers, aber auch die Sicherheit zu nahe stehender Personen gefährden.

● Niemals von hinten an den Hubschrauber herangehen! Der schnell drehende Heckrotor ist kaum zu sehen!

● Bei laufendem Rotor begrenzt das Heckleitwerk den Arbeitsbereich beim Be- und Entladen. Hinter dem Heckleitwerk besteht Lebensgefahr!

● Annäherung an den Hubschrauber nur von vorne mit Blickkontakt zum Piloten (sitzt in Flugrichtung rechts). Nicht laufen! Keine Gegenstände über den Kopf halten! Hände unten halten!

● Wer auf die andere Seite will: Immer vorne um den Hubschrauber herumgehen.

● Im schrägen Gelände auf unterschiedlichen Abstand des Rotors zum Boden achten! Immer zur Talseite aus dem Hubschrauber aussteigen, bzw. von der Talseite an diesen herangehen!

● Lose Bekleidungsstücke wie Mützen und Schals sowie Brillen bei Annäherung an den Hubschrauber festhalten.

● Rauchverbot und kein offenes Feuer in der Nähe des Hubschraubers

Tab. 10: *Sicherheitsregeln für den Umgang mit RTH*

Flugbetrieb

km (km/h)		NM (kt)	km (km/h)		NM (kt)
1,85	1	0,54	37,06	20	10,79
3,71	2	1,08	55,60	30	16,19
5,56	3	1,62	74,13	40	21,58
7,41	4	2,16	92,66	50	26,98
9,27	5	2,7	111,19	60	32,38
11,12	6	3,24	129,72	70	37,77
12,97	7	3,78	148,26	80	43,17
14,83	8	4,32	166,79	90	48,56
16,68	9	4,86	185,32	100	53,96
18,53	10	5,40			

Meter (m)		Fuß (ft)	Meter (m)		Fuß (ft)
0,30	1	3,28	6,10	20	65,62
0,61	2	6,56	9,14	30	98,43
0,91	3	9,84	12,19	40	131,23
1,22	4	13,12	15,24	50	164,04
1,52	5	16,40	18,29	60	196,85
1,83	6	19,69	21,34	70	229,66
2,13	7	22,97	24,83	80	262,47
2,44	8	26,25	27,43	90	295,28
2,74	9	29,53	30,48	100	328,08
3,05	10	32,81			

Tab. 11: *Umrechnungstabellen*

Raum für persönliche Notizen

Raum für persönliche Notizen

Transportfähigkeit

Die Entscheidung über die Transportfähigkeit eines Patienten an Bord eines Luftfahrzeuges hat grundsätzlich durch einen Arzt zu erfolgen. Unabhängig von der Art des Transports (Primär- oder Sekundärtransport) sind dabei einige unabdingbare Grundsätze zu beachten.

Beim Primäreinsatz erfolgt der Transport des Patienten nach den Erkenntnissen der modernen Notfallmedizin erst, wenn die Vitalfunktionen überprüft und in ausreichender Weise gesichert sind. Weiterhin muß sichergestellt sein, daß eine Überwachung und Aufrechterhaltung der Vitalfunktionen auch während des Transportes gewährleistet ist. Ausnahmen von dieser Regel sind eine Rarität (z.B. mit den zur Verfügung stehenden Mitteln nicht stillbare Blutung).

Natürlich spielen auch flugspezifische physikalische, physiologische und technische Besonderheiten eine große Rolle (☞ entsprechende Kapitel). Immer muß bedacht werden, daß die Manipulationsmöglichkeiten am Patienten während des Fluges - insbesondere im RTH - auf das Äußerste beschränkt sind.

Transportfähigkeit

Die für den Primärtransport gültigen Regeln sind für jede Art von Sekundärtransport anzuwenden.

Merke: Komplikationsmöglichkeiten eines Krankheitsbildes und ihre Behandlung müssen vor Transportbeginn in die Überlegungen bezüglich der Transportfähigkeit mit einbezogen werden (☞ Einsatzplanung und -durchführung).

Abdominale Erkrankungen

Patienten mit Ileus sind durch den erhöhten intraabdominellen Druck erhöht kinetosegefährdet. Außerdem muß beachtet werden, daß sich die im Darm befindliche Luft mit zunehmender Höhe ausdehnt. Um negative Auswirkungen auf den Darm, aber auch auf das respiratorische und kardiovaskuläre System zu verhindern, muß vor Abflug eine Magensonde gelegt werden. Diese darf während des Fluges nicht abgeklemmt werden. Außerdem ist eine Begrenzung der Flughöhe zu fordern. Eine Kabinendruckhöhe von 1500 m scheint nach bisherigen Erfahrungen akzeptabel zu sein.

Das gleiche gilt auch für Patienten, die kurz nach einem operativen Eingriff geflogen werden müssen, aber noch keine Peristaltik haben.

Transportfähigkeit

Herzerkrankungen

Obwohl früher der Lufttransport von Patienten mit frischem Herzinfarkt abgelehnt wurde, konnten verschiedene Studien der letzten Jahre zeigen, daß ein Transport im Hubschrauber bei entsprechender Überwachung problemlos möglich ist. Trotzdem darf man solche Flüge nur durchführen, wenn therapeutische Interventionen möglich sind.

An vorderer Stelle der statistisch zu erwartenden Probleme steht die Hypotonie. Weiterhin ist mit ventrikulären Rhythmusstörungen und höhergradigen AV-Blockierungen zu rechnen.

Herzrhythmusstörungen sind nicht nur ein Problem des frischen Koronararterienverschlusses, sondern treten als Reperfusionsphänomene gerade bei Patienten auf, die nach Thrombolyse zur weiterführenden Therapie verlegt werden müssen.

Für Patienten mit instabiler Angina pectoris sowie nach akutem Myokardinfarkt sind erhöhte Katecholaminspiegel während des Fluges nachgewiesen worden.

Obwohl es bisher keine Studie gibt, die nachteilige Wirkungen der erhöhten Katecholaminspiegel dieser Patienten in bezug auf die Mortalität nachweist, sollten neben der infarktspezifischen und antianginösen Therapie die Therapieprinzipien der Anxiolyse und Analgesie beachtet werden.

Transportfähigkeit

Handelt es sich nicht um medizinisch dringend indizierte Flüge, sondern zum Beispiel um Repatriierungen, so muß die Flugtauglichkeit vom bisherigen Verlauf abhängig gemacht werden. Auf jeden Fall ist es ratsam, einen Transport zumindest so lange zurückzustellen, bis der Patient weitgehend mobilisiert ist.

Weiterhin ist auf eine ausreichende Oxygenierung zu achten. Ein sinkendes Sauerstoffangebot kann eine Erhöhung des pulmonalen Widerstandes hervorrufen. Patienten mit Erkrankungen, die mit einem hohen Shuntvolumen einhergehen, reagieren oft nur unzureichend auf Sauerstoffgabe.

Blutdruckveränderungen durch zunehmende Höhenbelastung sind beim Gesunden nachgewiesen worden, allerdings erst in Höhen, die beim normalen Flug nicht erreicht werden. Sollten sich beim Herzkranken wider Erwarten bereits in geringeren Höhen Veränderungen zeigen, so muß frühzeitig mit einer Korrektur der Nachlast des Herzens begonnen werden.

Bei Trägern von Herzschrittmachern ist eine besonders sorgfältige Beobachtung des EKG notwendig. In der Vergangenheit ist vereinzelt über Fälle von Dysfunktionen von Schrittmachern während eines Fluges berichtet worden. Obwohl die heute in Gebrauch befindlichen Schrittmacher unproblematisch zu sein scheinen, muß man sich einer eventuellen Beeinflussung durch Vibrationen oder elektromagnetische Interferenzen bewußt sein.

Transportfähigkeit

Lungenerkrankungen

Bei Patienten mit Erkrankungen der Lunge kann man hinsichtlich der Transportfähigkeit keine allgemein gültigen Aussagen treffen. Es muß von Fall zu Fall entschieden werden. Hubschraubertransporte in niedrigen Höhen gestalten sich meist bei entsprechender Vorbereitung und möglicher Behandlung während des Fluges unproblematisch.

Vorsicht ist bei Flugzeugtransporten angebracht. Hier ist eine minutiöse Überwachung des Patienten notwendig. Eine Beschränkung der Kabinendruckhöhe ist wichtig. Um die Entscheidung fällen zu können, ob ein Flug in Frage kommt, können im Zweifelsfall Ergebnisse der Spirometrie und arterielle Blutgasanalysen hilfreich sein. Weiterhin muß man sich in der Planungsphase des Fluges genauestens über Nebenbefunde, wie z.B. Herzerkrankungen bzw. sekundäre Auswirkungen der Lungenerkrankung auf das kardiovaskuläre System, informieren. Liegen hier Einschränkungen vor, so muß sehr viel früher mit dem Auftreten einer Hypoxie gerechnet werden, als wenn nur eine isolierte Erkrankung der Lunge vorhanden wäre.

Bei Patienten mit frischem Pneumothorax ist auf eine ausreichende Drainage zu achten. Liegt der Pneumothorax schon längere Zeit zurück, so muß auf das erneute Auftreten einer Symptomatik wie z.B. Dyspnoe, Thoraxschmerz, Hypotension oder Hautemphysem geachtet werden. Das gleiche gilt für Operationen der Lunge in den letzten sechs bis neun Monaten.

Transportfähigkeit

Weiterhin muß daran gedacht werden, daß gerade bei traumatisierten Patienten auch extrathorakale Verletzungen oder auch Verletzungen der Thoraxwand eine Hypoxie bedingen können.

Schwangerschaft und Geburt

Trotz des zunehmenden Flugreiseverkehrs, an dem auch eine große Zahl von Schwangeren teilnimmt, gibt es keine größeren Untersuchungen über dieses Thema. Bei weiblichen Angestellten von Luftfahrtgesellschaften konnte zwar ein im Verhältnis zur Normalbevölkerung erhöhtes Risiko für Komplikationen während der Schwangerschaft festgestellt werden, es gab aber keinen Unterschied zwischen Boden- und Flugpersonal.

Über Komplikationen nach einem Flug gibt es nur vereinzelte Fallbeschreibungen, z.B. über vorzeitige Plazentalösungen, die jedoch keine eindeutige Zuordnung zum Flug ermöglichen. Denkbar wären Komplikationen durch Vibrationen.

Eine Hypoxie als Ursache fetaler Schädigung nach einem Flug ist nach neueren Untersuchungen sehr unwahrscheinlich. Es konnte gezeigt werden, daß es bei der Mutter zu einem verminderten pO_2 kommt. Dieser Umstand wird aber nicht durch Hyperventilation, die eine Gefäßkonstriktion bewirkt, sondern durch Erhöhung des Herzzeitvolumens ausgeglichen.

Transportfähigkeit

Dies ist erkennbar am Anstieg von Herzfrequenz und Blutdruck. Unter diesen Bedingungen ergaben sich keine Veränderungen der fetalen Herzfrequenz.

Für unproblematische Schwangerschaften scheinen unter den Bedingungen eines Fluges mit den üblichen Kabinendruckhöhen keine Einschränkungen zu bestehen.

Bei Patientinnen, die wegen einer Schwangerschaftskomplikation im Flugzeug transportiert werden müssen, empfiehlt sich neben der Überwachung und Behandlung der Mutter auch eine genaue fetale Überwachung mit den üblichen Methoden.

Bei Primärtransporten im Hubschrauber unter der Geburt gab es in zwei größeren Untersuchungen keine transportbedingten Komplikationen. Geburten während des Fluges fanden nicht statt. Die Frage, ob eine Verzögerung des Geburtsablaufs durch den Flug eintritt (z.B. durch erhöhten Sympathikotonus), ist zur Zeit noch nicht geklärt und bedarf weiterer Untersuchungen.

Erkrankungen des ZNS

Im Flugzeug sollte ein Patient nach apoplektischem Insult erst nach Ablauf der akuten Phase transportiert werden. Besondere Vorsicht ist auch nach einer transitorisch-ischämischen Attacke (TIA) angebracht, da dies in einem hohen Prozentsatz der Vorläufer eines Apoplex sein kann.

Transportfähigkeit

Alle die Entwicklung eines apoplektischen Insults fördernden Umstände müssen konsequent ausgeschlossen werden.

Nach Erkrankungen oder Operationen, die mit einem Hirnödem einhergehen, muß eine Ausweitung des Ödems z.B. durch Hypoxie oder Hyperkapnie unbedingt vermieden werden. Es empfiehlt sich die Anwendung der Therapieprinzipien für Patienten mit erhöhtem Hirndruck.

Der Flug von Patienten mit Pneumocephalus ist kontraindiziert. Der Luftdruck wird immer höher als Meereshöhenniveau liegen (☛ Physikalische Grundlagen).

Bei Epileptikern kann ein Anfall allein schon durch die mit dem Flug verbundenen äußeren Umstände ausgelöst werden. Eine Herabsetzung der Krampfschwelle findet durch Angst, Aufregung, Hyperventilation oder auch Hypoxie statt. Bei Zeitzonenflügen darf es nicht zu einem Schlafentzug kommen (☛ Physiologische Grundlagen).

Raum für persönliche Notizen

Raum für persönliche Notizen

Einsatzplanung/Einsatzdurchführung

Der Primäreinsatz

Für den Primäreinsatz sind die Möglichkeiten einer Einsatzplanung natürlich sehr eingeschränkt. Doch auch hier sind im Vorfeld einige Grundsätze zu beachten.

Die medikamentöse und technische Ausrüstung muß, abgesehen von den Vorgaben in bezug auf die Mindestausstattung durch DIN-Normen, jederzeit komplett und funktionsfähig sein. Am Einsatzort profitiert der Patient von einem eingespielten Team mit klar definierter Aufgabenverteilung.

Nach ausreichender Erstversorgung und Stabilisierung der Vitalfunktionen ist zu überlegen, ob der Patient überhaupt im RTH transportiert werden sollte. Hier spielt nicht nur die Frage nach der Entfernung zum aufnehmenden Krankenhaus eine Rolle. Neben flugphysikalischen Besonderheiten ist es wichtig, ob eine für den Patienten günstige Lagerung an Bord eines RTH überhaupt möglich ist. Muß mit einer Behandlung während des Transportes gerechnet werden, ist zu prüfen, ob diese im RTH wegen des eingeschränkten Zugangs zum Patienten durchführbar ist.

Der Sekundäreinsatz

Beim Sekundärtransport betreut man in der Regel Patienten, deren Vitalfunktionen im Rahmen des Möglichen ausreichend stabilisiert worden sind. Trotzdem sollte man sich über den Zustand des Patienten in einem Telefongespräch mit dem behandelnden Arzt informieren.

Weiterhin muß man die aufnehmende Klinik und den zuständigen Arzt erfragen, zu dem der Patient verlegt werden soll. Im Einzelfall ist hier eine telefonische Rücksprache mit der aufnehmenden Klinik anzuraten. Keinesfalls ist es die Aufgabe des den Sekundärtransport durchführenden Arztes, für die Aufnahme des Patienten in einer weiterbehandelnden Klinik zu sorgen. Dies wird leider in der Praxis von der verlegenden Klinik wie auch dem aufnehmenden Krankenhaus nicht immer beachtet!

In den letzten Jahren hat sich die medizintechnische Ausstattung der im Sekundärtransport eingesetzten Hubschrauber und Flugzeuge verbessert. Beispiel hierfür ist der "Intensivtransporthubschrauber" (ITH).

Durch die verbesserte Ausrüstung sind auch schwerstkranke Patienten meist schonend transportierbar. Aber gerade die technischen Möglichkeiten führen häufig zu einer nicht angebrachten Euphorie.

Einsatzplanung/Einsatzdurchführung

Es muß immer wieder geprüft werden, eine entsprechende Kompetenz des den Transport durchführenden Teams natürlich vorausgesetzt, ob der Patient transportfähig ist und ob die gegebenen technischen Möglichkeiten (z.B. Beatmungsgerät, Anzahl der Perfusoren, notwendige diagnostische Möglichkeiten) für einen sicheren Transport ausreichen.

Bei der Übernahme des Patienten sind noch einmal sämtliche erhobenen Befunde auf Vollständigkeit und Richtigkeit im Hinblick auf die Transportfähigkeit zu prüfen. Übertriebene Zurückhaltung ist hier fehl am Platze, da übersehene oder unvollständig übergebene Befunde deletäre Folgen haben können. Als Beispiel sei hier ein nicht erkannter Pneumothorax erwähnt.

Die Übergabe muß, allein schon aus rechtlichen Erwägungen, durch den zuletzt verantwortlich behandelnden Arzt erfolgen. In der weiterbehandelnden Klinik muß der Patient unter Angabe sämtlicher bekannter Befunde und Diagnosen an den verantwortlichen Arzt übergeben werden.

Der Einsatz von in die Rettungskette integrierten Rettungshubschraubern für Sekundärtransporte, wie es täglich geschieht, ist für den Einzelfall gut abzuwägen. Sicherlich ist für den Betreiber eines Rettungshubschraubers unter wirtschaftlichen Gesichtspunkten eine hohe Auslastung wünschenswert.

Einsatzplanung/Einsatzdurchführung

Andererseits ist zu überlegen, daß gerade in weitläufigen ländlichen Räumen der Rettungshubschrauber zum unverzichtbaren Mittel der Primärrettung geworden ist. Nur er kann hier kürzestmögliche Zeiten von der Alarmierung bis zum Eintreffen am Notfallort garantieren. Ein Ausfall dieses Primärrettungsmittels im Notfall aufgrund einer sekundären Transportleistung wird dabei in Kauf genommen. Daher soll der für die Primärrettung vorgehaltene RTH nur unter sehr strenger Indikationsstellung im Einzelfall angefordert werden. Mittlerweile halten eine ausreichende Anzahl von Privatanbietern Sekundärhubschrauber vor, auf die vermehrt zurückgegriffen werden sollte.

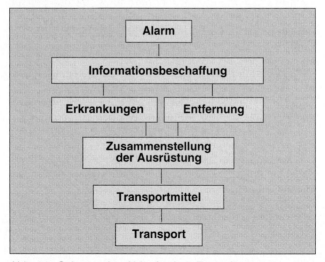

Abb. 11: *Schema des Ablaufs einer Repatriierung*

Einsatzplanung/Einsatzdurchführung

Repatriierungen

Merke: Repatriierungen unterscheiden sich im Hinblick auf die Transportfähigkeit nicht von Sekundärtransporten.

Medizinische Indikation

Bei den Indikationen für einen Rücktransport sei zunächst die medizinische Indikation erwähnt. Diese ist gegeben, wenn eine Behandlung des Patienten am derzeitigen Aufenthaltsort nicht oder nur unzureichend stattfinden kann.

In einem solchen Fall sollte eine Rückholung zur weiteren adäquaten Behandlung stattfinden, sobald der Zustand des Patienten einen Transport zuläßt. Dies kann im Einzelfall ein Abwarten von einigen Tagen bedeuten, um den Zustand des Patienten und damit seine Prognose zu verbessern. In der Regel ist jedoch eine schnellstmögliche Intervention erforderlich.

Einsatzplanung/Einsatzdurchführung

Nichtmedizinische Indikation

Bei Rückholtransporten aus nichtmedizinischer Indikation muß in erster Linie darauf geachtet werden, daß das Transportrisiko weitmöglich herabgesetzt wird und eine durch den Transport absehbare Gefährdung in bezug auf die weitere Genesung ausgeschlossen sein muß.

Auch muß bedacht werden, daß Patienten auf Repatriierungsflügen im Gegensatz zum üblichen Primär- oder Sekundärtransport über einen wesentlich längeren Zeitraum, eventuell auch intensivmedizinisch, betreut werden müssen. Dazu müssen nicht nur die medizintechnischen, sondern auch die personellen Voraussetzungen gegeben sein.

Die Frage, ob und auf welche Art ein Patient transportfähig ist, kann und sollte nur von einem Arzt abschließend beantwortet werden. Er muß die zur Verfügung stehenden Mittel kennen und auf dem Gebiet der Rückholflüge und ihrer speziellen Probleme ausreichende Erfahrung besitzen.

Einsatzplanung/Einsatzdurchführung

Wie bereits erwähnt, sind Repatriierungen als eine Sonderform des Sekundärtransportes anzusehen. Daher gelten zunächst einmal dieselben Regeln. Darüber hinaus ist aber zu beachten, daß die Repatriierung sich von Sekundärtransporten meist durch Entfernung und damit durch den Zeitraum, über den man einen Patienten zu überwachen und zu behandeln hat, unterscheidet.

Bei den Indikationen für eine Rückholung muß man unterscheiden zwischen der medizinischen und nichtmedizinischen Indikation.

Einige Anbieter der Rückholversicherungen gewähren Repatriierung, wenn der Krankenhausaufenthalt sich über einen gewissen Zeitraum hinaus bewegt (nichtmedizinische Indikation).

Bei der medizinischen Indikation ist häufig schnelles Handeln geboten, um den Schaden durch Ausbleiben einer adäquaten Behandlung vom Patienten abzuwenden. Die gebotene Eile kann auch eventuell mit einem erhöhten Risiko für den Patienten während des Transportes einhergehen.

Einsatzplanung/Einsatzdurchführung

Eine Abwägung zum Wohle und im Sinne des Patienten ist für den Einzelfall vorzunehmen. Bei nichtmedizinischen Indikationen müssen die Kriterien der Transportfähigkeit natürlich strengstens beachtet werden.

Außer bei medizinischen Indikationen gilt:

Merke: Der Patient muß in einem vollkommen stabilen Zustand sein, so daß jegliche Gefährdung durch den Transport ausgeschlossen ist.

Die im Vorfeld des Transportes stattfindende Abklärung der Diagnosen und Befunde kann oft große Probleme bereiten. Einerseits können sprachliche Barrieren, andererseits technische Probleme wie z.B. unzureichende Telefonverbindungen in entlegene Gebiete eine Abklärung erschweren. Gelegentlich ist man auch auf die Aussage medizinischer Laien angewiesen.

Bewährt hat sich der Versuch, auf die Hilfe von Botschaften, Konsulaten oder auch Fluggesellschaften zurückzugreifen. Ein Gespräch mit dem Hausarzt am Heimatort kann weitere wichtige Informationen geben. Sollten diese Maßnahmen keinen Erfolg bringen, so bleibt als Ultima ratio zur weiteren Abklärung die Entsendung eines Arztes zum Einsatzort.

Einsatzplanung/Einsatzdurchführung

Bezüglich der Zuverlässigkeit der medizinischen Aussagen der vor Ort behandelnden einheimischen Ärzte ist gerade im außereuropäischen Ausland Vorsicht und eine kritische Wertung angebracht. Häufig fehlen diagnostische und therapeutische Möglichkeiten oder auch die Erfahrung bezüglich eines Krankheitsbildes. So ist z.B. der Myokardinfarkt mit seinen Komplikationen in Entwicklungsländern ein eher selten anzutreffendes Krankheitsbild. Auch kann die Gewichtung einer Krankheit oder eines Symptoms durch mentalitätsbedingte Besonderheiten verzerrt sein.

Bei der Auswahl des für die Rückholung geeigneten Verkehrsmittels hat man mehrere Möglichkeiten.

Dem Stretchertransport auf Linienflügen steht das speziell ausgestattete Ambulanzflugzeug und bei kürzeren Entfernungen gelegentlich auch der Hubschraubertransport gegenüber. Die Auswahl hat, neben der Entfernung, vom Gesundheitszustand des Patienten und den für die Rückholung benötigten medizinischen Geräten abhängig gemacht zu werden.

Primärrettung

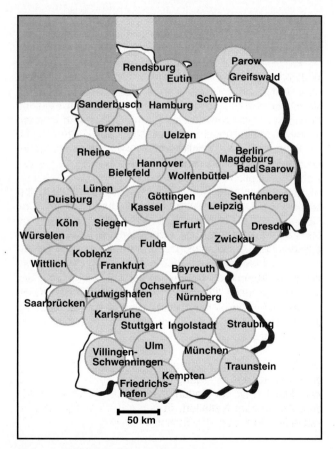

Abb. 12: *RTH-Standorte in Deutschland*

Primärrettung

In Deutschland besteht ein fast flächendeckendes Luftrettungsnetz mit Rettungshubschraubern, die von unterschiedlichen Betreibern vorgehalten werden und in das öffentlich-rechtliche System des Rettungsdienstes integriert sind. Sie sind als zusätzliches Glied in der Rettungskette anzusehen. Über die Notrufnummern 110 und 112 sind sie jederzeit zu alarmieren. Ihre Aufgabe ist der schnelle Antransport eines Notarztes an eine Notfallstelle. Es ist dabei unerheblich, um welche Art Notfall es sich handelt. Ausschlaggebend ist die Notwendigkeit einer ärztlichen Versorgung am Notfallort. Zusätzlich zu ihrer Hauptaufgabe als Notarztzubringer besteht die Möglichkeit eines vibrationsarmen, zeitlich verkürzten Transportes in eine Schwerpunktklinik, wie er bei bestimmten Verletzungsmustern indiziert ist. Während des Fluges kann die ärztliche Behandlung fortgesetzt werden. Ein Transportrisiko kann durch diese besonderen Eigenschaften minimiert werden.

Wenn ein Rettungshubschrauber alarmiert wird, entstehen dem Melder keine Kosten, auch nicht bei Fehleinsätzen. Die ärztliche Versorgung wird von den Krankenkassen bezahlt. Die Einsatzkosten werden direkt mit den Sozialversicherungsträgern abgerechnet.

Die Rettungshubschrauber sind täglich von 7.00 Uhr morgens bis Sonnenuntergang einsatzbereit. In weniger als zwei Minuten ist der Rettungshelikopter gestartet und auf dem Anflug zum Notfallort. In der Regel beträgt der Einsatzradius 50 km um den Stationierungsort.

Primärtransport

Merke: Der Primärtransport findet direkt im Anschluß an ein medizinisches oder traumatologisches Notfallgeschehen statt. Im Regelfall handelt es sich um einen RTH-Einsatz.

Bei der Diagnosestellung und der Versorgung der Patienten bleibt immer zu bedenken, daß man lediglich eine primäre Verdachtsdiagnose vorliegen hat. Wegen des eingeschränkten Zugangs und der eingeschränkten Interventionsmöglichkeiten während des Transportes im RTH müssen auch immer mögliche Differentialdiagnosen in Betracht gezogen werden. Dies bedeutet für die Praxis, daß auch bei vital gefährdeten Patienten zuerst alle therapeutisch notwendigen Maßnahmen *vor Antritt* des Flugtransportes durchgeführt werden müssen.

So wird es z.B. auch dem Geübten große Probleme bereiten, eine Intubation während des RTH-Transportes durchzuführen oder auch nur einen venösen Zugang zu legen.

Merke: Für den Patienten bedeutet eine unzureichende Transportvorbereitung bzw. eine Transportvorbereitung, bei der mögliche Komplikationen nicht bedacht werden, eine zusätzliche und unnötige Gefährdung.

Luftrettung alpin

Der Rettungshubschrauber dient bei Notfallsituationen in alpinem Gelände der Heranbringung eines Notarztes mit der erforderlichen medizinischen Ausrüstung. Die Anforderung erfolgt in der Regel durch die Bergwacht. In zweiter Linie ist er Transportmedium. Der Rettungshubschrauber sollte für den Einsatz im Hochgebirge bei folgenden Indikationen alarmiert werden:

1. *Medizinische Indikation*

- bei vitaler Gefährdung eines Notfallpatienten
- besondere Unfallformen im Gebirge:
  Lawinenunfall, Spaltensturz, freies Hängen im Seil, Blitzschlag, allgemeine Unterkühlung
- Gefahr des Transporttraumas bei bodengebundenem Abtransport

2. *Rettungstechnische Indikation*

- wenn der Anmarsch der bodengebunden operierenden Helfer zu lange oder zu gefährlich ist
- wenn Unfallort bzw. die bodengebundene Abtransportmöglichkeit nicht genau bekannt ist

Luftrettung alpin

Besonderheiten der Luftrettung im Gebirge im Vergleich zur Luftrettung im Flachland.

- Ab einer Flughöhe von 2000 m über NN kommt es je nach Hubschraubertyp zu einem Leistungsabfall der Turbinenleistung; z.B. verliert die "Allison C20" Turbine in der BO 105 CB/CBS in 4000 m Höhe 30% ihrer Leistung.

- Infolge des geringen Sauerstoffpartialdrucks (pO_2) müssen die Besatzungen bei Flügen im Gebirge höhenakklimatisiert sein, um nicht bei körperlicher Arbeit einen plötzlichen "Black-out" zu erleiden.

- Die Änderung des Luftdrucks verbietet die Anwendung von Luftkammerschienen sowie von Glas-Infusionsflaschen. Die physikalischen Gasgesetze sind besonders zu beachten.
  (☛ physikalische Grundlagen)

- Im Gebirge verhindern sehr oft Wolken in der Höhe des Einsatzortes die erfolgreiche RTH-Bergung. Niederschläge, Regen oder Schnee, beeinträchtigen die Flugsicht. Sie bergen dieselben Gefahren wie auftretende Auf- und Abwinde, Turbulenzen und Sturm. Das gute Wetter bei Föhnwetterlage in den Bergen mit hohen Temperaturen bringt für den Hubschrauber in großer Höhe oft stürmische Winde (Scher-, Auf- und Abwinde) mit sich. Neuschnee birgt für den RTH bei der Landung auch in sonst relativ leichtem Gelände große Gefahren.

Luftrettung alpin

- Geneigtes Gelände auf Geröll-, Schnee- oder Eis-flanken verhindern eine normale Helikopterlandung. Der Pilot muß den Hubschrauber in diesen Fällen mit nur einer Kufe am Berg anlehnen und die Flug-retter aus der schwebenden Maschine aussteigen lassen.

- In steilen Fels- und Eiswänden kommt die Seilwinde zum Einsatz.

In der Luftrettung im Alpenraum werden folgende Hub-schrauber eingesetzt.

Alouette III :   weist die ausgeglichenste Bewertung auf. Ist derzeit die bevorzugte Maschine in der Schweiz und in Frankreich.

Lama :   gute rettungstechnische Eigenschaften, je-doch eingeschränkte medizinische Versor-gungsmöglichkeiten.

Bell UH-1D :   gute medizinische Versorgungsmöglichkeit, aber schwerfällig und hohe Kosten. Vor-nehmlicher Einsatz in Deutschland.

BO 105 :   in Höhen über 2500 m mangelnde Trieb-werkleistung, wird daher kaum in der alpinen Luftrettung eingesetzt.

Luftrettung alpin

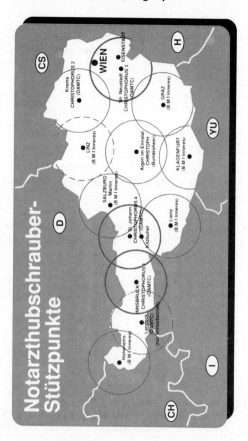

Abb. 13: *RTH-Standorte in Österreich*

Luftrettung über See

Die Luftrettung über Nord- und Ostsee wird in Deutschland durch die Bundesmarine über die SAR Leitstelle Glücksburg betrieben. Ihr stehen für diese Aufgabe Hubschrauber des Typs Seaking MK 41 zur Verfügung. Zur Besatzung gehören zwei Piloten, ein Bordmechaniker, der über eine erweiterte Erste Hilfe Ausbildung verfügt, sowie ein Operationsoffizier. Vom Fliegerhorst Kiel-Holtenau eingesetzte Maschinen verfügen zusätzlich über einen Sanitätsoffizier.

Im Gegensatz zur Luftrettung über Land, in der der RTH als Notarztzubringer fungiert, ist der SAR Dienst der Marine oft mit der Suche nach vermißten Seglern und Windsurfern beschäftigt. Zusätzlich werden normale Krankentransporte von den Inseln oder die Rettung von Personen von Schiffen oder Bohrinseln durchgeführt. Für verunglückte Taucher steht eine transportierbare Einmanndruckkammer zur Verfügung (☞ Druckkammern).

Zur technischen Ausrüstung gehören Rettungsschlinge, Bergehose, Rettungskorb oder Stretcher für liegende Patienten. Da aber über See, außer auf Bohrinseln, nicht gelandet werden kann, gehört die Rettungsschlinge zum häufigst genutzten Hilfsmittel. Wenn es auch angebracht wäre, einen fast ertrunkenen, unterkühlten Patienten in der Waagerechten zu retten, so ist dies in der Praxis der Seerettung bei starkem Seegang nicht möglich.

Die Hilfsperson des SAR Hubschraubers hat Mühe genug, den in seiner Schwimmweste fast senkrecht treibenden Verunglückten mittels der Rettungsschlinge zu bergen. Ein vorheriges Verbringen in die Waagerechte ist fast unmöglich.

Primärrettung / RTH-Standorte

Christoph 1   Städt. Krhs. München-Harlaching
BK 117   Sanatoriumsplatz 2
                 W - 8000 München 90
ADAC   Tel. 0 89/62 10 - 1
                 Ärzte: Chirurgie/Anästhesie
                          Innere
K.411 GU   San.:   BRK Kreisverband München

Christoph   Standort wie Christoph 1
München   Krhs. München-Harlaching
BO 105 CBS   W - 8000 München 90
ADAC   Tel. 0 89/62 10 - 1
                 Ärzte: Anästhesie/Chirurgie/Innere
K.411 GU   San.:   BRK Kreisverband München

Christoph 2 BG Unfallklinik Frankfurt/M.
BO 105 C   Friedberger Landstr. 430
                 W - 6000 Frankfurt/M.
KatS/BMI   Tel. 0 69/4 75 - 0
                 Ärzte: Unfallchirurgie
K.486 GU   San.:   BF Frankfurt

Christoph 3 Städt. Krankenanstalten Köln-Merheim
BO 105 C   Ostmerheimer Str. 200
                 W - 5000 Köln 92
KatS/BMI   Tel. 02 21/8 90 70
                 Ärzte: Chirurgie
K.469 GU   San.:   MHD Köln

Primärrettung / RTH-Standorte

Christoph 4   Medizinische Hochschule Hannover
Bell UH-1D   Konstanty-Gutschow-Str. 8
                   W - 3000 Hannover 61
KatS/BMI   Tel. 05 11/5 32 - 1
                   Ärzte: Unfallchirurgie
K.470 GU   San.:   JUH Hannover-Stadt

Christoph 5   BG Unfallklinik Ludwigshafen
BO 105 C   Ludwig-Guttmann-Str. 13
                   W - 6700 Ludwigshafen
KatS/BMI   Tel. 06 21/68 10 - 1
                   Ärzte: Unfallchirurgie/Anästhesie
K.409 GU   San.:   DRK Kreisverband
                              Ludwigshafen

Christoph 6   Zentralkrankenhaus "links der Weser"
Bell 212   Senator-Wessling-Sr. 1
                   W - 2800 Bremen 1
KatS/BMI   Tel. 04 21/8 79 - 1
                   Ärzte: Anästhesie
K. 462 GU   San.:   ASB Landesverband Bremen

Christoph 7   Rotkreuz Krankenhaus
BO 105 C   Hansteinstr. 29
                   W - 3500 Kassel
KatS/BMI   Tel. 05 61/3 08 61
                   Ärzte: Innere, Chirurgie, Anästhesie
K.487 GU   San.:   DRK Kreisverband Kassel

Primärrettung / RTH-Standorte

Christoph 8
BO 105 C

St.Marien Hospital
Altstadtstr. 23
W - 4670 Lünen

KatS/BMI

Tel. 0 23 06/77 - 0
Ärzte: Anästhesie

K.488 GU

San.:   DRK Kreisverband Lünen

Christoph 9
BO 105 C

BG Unfallklinik Duisburg
Großenbaumer Allee 250
W - 4100 Duisburg 28

KatS/BMI

Tel. 02 03/76 88 - 1
Ärzte: Unfallchirurgie

K.496 GU

San.:   BF Duisburg

Christoph 10
Bell UH-1D

St.Elisabeth Krankenhaus
Koblenzer Straße
W - 5560 Wittlich

KatS/BMI

Tel. 0 65 71/15 - 1
Ärzte: Anästhesie

K.410 GU

San.:   DRK Kreisverband Bernkastel-
       Wittlich

Christoph 11
BO 105 C

Städt. Kliniken Villingen-Schwenningen
Röntgenstr. 20
W - 7730 Villingen-Schwenningen

KatS/BMI

Tel. 0 77 20/3 91 - 1
Ärzte: Anästhesie, Innere, Chirurgie

K.507 GU

San.:   DRK Kreisverband Villingen

Primärrettung / RTH-Standorte

Christoph 12   Kreiskrankenhaus Eutin
Bell 212   Janusstr. 22
                     W - 2420 Eutin
KatS/BMI   Tel. 0 45 21/86 - 0
                     Ärzte: Anästhesie
K.463 GU   San.:   JUH Kreisverband Ostholstein

Christoph 13   Städt. Krankenanstalten Bielefeld
BO 105 C   An der Rosenhöhe 27
                     W - 4800 Bielefeld
KatS/BMI   Tel. 05 21/44 74 - 1
                     Ärzte: Anästhesie, Chirurgie
K.467 GU   San.:   BF Bielefeld

Christoph 14   Städt. Krankenhaus Traunstein
BO 105 C   Cuno-Niggl-Str. 3
                     W - 8220 Traunstein
KatS/BMI   Tel. 08 61/7 05 - 0
                     Ärzte: Chirurgie
K.405 GU   San.:   BRK Kreisverband Traunstein

Christoph 15   Elisabeth-Krankenhaus
BO 105 C   St.Elisabethstr. 23
                     W - 8440 Straubing
KatS/BMI   Tel. 0 94 21/7 10 - 0
                     Ärzte: Anästhesie, Innere, Chirurgie,
                               Allgem.Med., Kieferchirurgie
K. 407 GU   San.:   BRK Kreisverband Straubing-
                               Bogen

Primärrettung / RTH-Standorte

Christoph 16 Klinikum Saarbrücken
BO 105 C   Theodor-Heuss-Straße
               W - 6600 Saarbrücken
KatS/BMI   Tel. 06 81/6 03 - 1
               Ärzte: Chirurgie, Anästhesie
K.490 GU   San.:   BF Saarbrücken

Christoph 17 Stadtkrankenhaus Kempten
BO 105 C   Robert-Weixler-Str. 50
               W - 8960 Kempten
KatS/BMI   Tel. 08 31/2 05 50
               Ärzte: Anästhesie, Chirurgie, Innere
K.476 GU   San.:   BRK Kreisverband Oberallgäu-
                        Kempten

Christoph 18 Kreiskrankenhaus Ochsenfurt
BO 105 C   Am Greinberg 25
               W - 8703 Ochsenfurt
KatS/BMI   Tel. 0 93 31/69 - 1
               Ärzte: Anästhesie
K.412 GU   San.:   BRK Kreisverband Würzburg
                        MHD Würzburg

Christoph 19 Kreiskrankenhaus Uelzen
BO 105 CBS   Waldstr. 2
               W - 3110 Uelzen
ADAC   Tel. 05 81/83 - 1
               Ärzte: Anästhesie
K.410 GU   San.:   DRK Kreisverband Uelzen

Primärrettung / RTH-Standorte

Christoph 20   Klinikum Bayreuth
BO 105 CBS   Preuschwitzer Str. 101
    W - 8580 Bayreuth
ADAC   Tel. 09 21/4 00 - 0
    Ärzte: Chirurgie, Innere
K. 404 GU   San.:   BRK Kreisverband Bayreuth

SAR 72   Krhs. Marienhöhe
(Christoph 21)   Mauerfeldchen 25
Bell UH-1D   W - 5102 Würselen
Bundeswehr   Tel. 0 24 05/62 - 1
    Ärzte: Anästhesie, Chirurgie
K.468 GU   San.:   DRK-, JUH-, MHD-
    Kreisverbände Aachen - Land
    Dienst 100 Belgien

SAR 75   BwK Ulm
(Christoph 22)   Oberer Eselsberg 40
Bell UH-1D   W - 7900 Ulm
Bundeswehr   Tel. 07 31/1 71 - 1
    Ärzte: Anästhesie
K.505 GU   San.:   Anästhesiepfleger

SAR 73   BwZK Koblenz
(Christoph 23)   Rübenacher Str. 170
Bell UH-1D   W - 5400 Koblenz
Bundeswehr   Tel. 02 61/2 81 - 1
    Ärzte: Anästhesie
K.405 GU   San.:   Anästhesiepfleger

Primärrettung / RTH-Standorte

SAR 76   Mathias Spital
(Christoph 24) Frankenburger Str. 31
Bell UH-1D   W - 4440 Rheine
Bundeswehr   Tel. 0 59 71/42 - 1
              Ärzte: Anästhesie, Chirurgie
K.468 GU   San.:   Luftrettungsmeister

Christoph 25 Ev. Jung-Stilling-Krankenhaus
BO 105 CBS   Wichernstr. 40
              W - 5900 Siegen
ADAC   Tel. 02 71/33 71 - 1
              Ärzte: Anästhesie, Gastärzte
K.465 GU   San.:   BF Siegen

Christoph 26 Nordwest-Krankenhaus
BK 117   Sanderbusch
              W - 2945 Sande
ADAC   Tel. 0 44 22/80 - 1
              Ärzte: Anästhesie
K.408 GU   San.:   Rettungsdienst
                          Landkreis Friesland

SAR 74   Flughafen Nürnberg
(Christoph 27) W - 8500 Nürnberg 10
Bell UH-1D   Tel. 09 11/52 75 - 0
Bundeswehr   Ärzte: Anästhesie, Chirurgie
              San.:   Rettungsleitstelle
K.411 GU   Nürnberg

Primärrettung / RTH-Standorte

Christoph 28   Klinikum Fulda
BO 105 CBS   Pacelliallee 4
    W - 6400 Fulda
ADAC   Tel. 06 61/84 - 20 07
    Ärzte: Anästhesie
K.497 GU   San.:   DRK Kreisverband Fulda

SAR 71   BwK Hamburg
(Christoph 29)   Lesserstr. 180
Bell UH-1D   W - 2000 Hamburg 70
Bundeswehr   Tel. 0 40/6 94 00 41
    Ärzte: Anästhesie
K.464 GU   San.:   Anästhesiepfleger

Christoph 30   Städt. Krankenhaus
BO 105 CBS   Alter Weg 80
    W - 3340 Wolfenbüttel
ADAC   Tel. 0 53 31/7 07 - 1
    Ärzte: Anästhesie
K.405 GU   San.:   DRK Kreisverband
    Wolfenbüttel

Christoph 31   Klinikum Steglitz FU Berlin
BO 105 CBS   Hindenburgdamm 30
    W - 1000 Berlin 45
ADAC   Tel. 0 30/7 98 - 1
    Ärzte: Innere, Anästhesie
K.415 GU   San.:   DRK Landesverband
    Berlin

Primärrettung / RTH-Standorte

Christoph 32
BK 117

ADAC

K. 480 GU

Klinikum Ingolstadt
Krumenauerstr. 25
W - 8070 Ingolstadt
Tel. 08 41/8 80 - 0
Ärzte: Anästhesie
San.:   BRK Ingolstadt

Christoph 33
BO 105 CBS

ADAC

K.491 GU

Krankenhaus Senftenberg
Ackerstraße
O - 7840 Senftenberg
Tel. 0 35 73/28 74
Ärzte: Anästhesie, Chirurgie,
           Innere
San.:   Rettungsamt
           Senftenberg

Christoph 37
BO 105 C

KatS/BMI

K.507 GU

Robert-Koch-Krhs.
Dr. Robert-Koch-Str.
O-5500 Nordhausen
Tel.: 036 61 / 25 89
Ärzte: Anästhesie
San.:   JUH Nordhausen

Christoph 41
BK 117

DRF

K.480 GU

Kreiskrankenhaus Leonberg
Rutesheimer Str. 50
W - 7250 Leonberg
Tel. 0 71 52/2 02 - 1
Ärzte: Chirurgie, Innere
San.:   DRK Kreisverband
           Leonberg

Primärrettung / RTH-Standorte

Christoph 42
BO 105 CBS

DRF

K.457 GU

Kreiskrankenhaus Rendsburg
Lilienstraße 20
W - 2370 Rendsburg
Tel. 0 43 31 / 2 02 - 1
Ärzte: Anästhesie, Chirurgie
San.: DRK Landesverband
        Schleswig-Holstein

Christoph 43
BO 105 CBS

DRF

K.496 GU

St. Vincentius Krankenhaus
Steinhäuserstr. 18
W - 7500 Karlsruhe
Tel. 07 21 / 81 08 - 1
Ärzte: Unfallchirurgie
San.: DRK Kreisverband
        Karlsruhe

Christoph 44
BO 105 CBS

DRF

K.465 GU

Universitätsklinik Göttingen
Robert-Koch-Straße
W - 3400 Göttingen
Tel. 05 51 / 39 - 1
Ärzte: Anästhesie
San.: Anästhesiepfleger

Christoph 45
BO 105 CBS

DRF

K.411 GU

Städt. Krankenhaus
Röntgenstraße 2
W - 7990 Friedrichshafen 2
Tel. 0 75 41 / 4 01 - 1
Ärzte: Anästhesie, Chirurgie
San.: DRK Bodenseekreis

Primärrettung / RTH-Standorte

Christoph 46	Heinrich-Braun-Krankenhaus
BO 105 CBS	Karl-Keil-Str. 35
	O - 9547 Zwickau
DRF	Tel. 03 75/51 26 35
	Ärzte: Anästhesie, Innere
	Chirurgie
K.450 WU	San.: BF Zwickau

Christoph 47
BO 105 CBS
DRF
K.507 WO

Universitätsklinikum Greifswald
Fleischmannstraße
O - 2200 Greifswald
Tel. 0 38 34/28 00
Ärzte: Anästhesie
San.: Anästhesiepfleger

Christoph 48
BO 105 CBS
DRF
K.410 GU

Medizinische Akademie
Fetscherstr. 74
O - 8019 Dresden
Tel. 0351/4 41 20 84
Ärzte: Anästhesie, Chirurgie
San.: BF Dresden

Christoph Leipzig
Augusta A 109
IFA
K. 450 GU
K. 501 OG (direkt)

Flugplatz Leipzig/Halle
Flughafen
O - 7016 Leipzig
Tel. 03 41/2 24 - 1115
Ärzte: Universitätsklinikum
St. Georg Klinikum
(Chirurgie, Innere,
Anästhesie, Pädiatrie)
San.: DRK Leipzig-Stadt

Primärrettung / RTH-Standorte Österreich

Die Piloten der Notarzthubschrauber Christophorus 1-5 sind Angestellte des ÖAMTC. Die Notärzte werden von den einzelnen Kliniken gestellt. Zusätzlich versehen praktische Ärzte und Bergrettungsärzte mit Zusatzausbildung Dienst auf den genannten Rettungshubschrabern.

Christophorus 1
Ecureuil 350 B1

ÖAMTC

Flughafen Innsbruck
A - 6020 Innsbruck
Tel. 05 12/1 44
Ärzte: Chirurgie
(Univ. Innsbruck)
San.: ÖRK Innsbruck

Christophorus 2
Ecureuil 355 F2

ÖAMTC

Krankenhaus Krems
A - 3500 Krems
Tel. 0 27 32/1 44
Ärzte: Krhs. Krems
San.: ÖRK Krems

Christophorus 3
Ecureuil 355 F2

ÖAMTC

Flughafen Ost/Wiener Neustadt
A - 2700 Wiener Neustadt
Tel. 0 26 22/1 44
Ärzte: Krhs. Wiener Neustadt
San.: ÖRK Wiener Neustadt

Christophorus 4
Ecureuil 350 B1

ÖAMTC

Krhs. St.Johann/Tirol
Krhs. Kitzbühel (wechselweise)
A- 6580 St. Johann
A- 6370 Kitzbühel
Ärzte: Krhs. St.Johann /Tirol
San.: ÖRK Kufstein

Primärrettung / RTH-Standorte Österreich

Christophorus 5
(Winterbetrieb Dez-April)
Ecureuil 350 B2

ÖAMTC

Bundesheerkaserne Landeck
A - 6500 Landeck
Tel. 0 54 42/1 44
Ärzte: Krankenhaus Zams
San.:   ÖRK Zams

Christoph Aigen
Alouette III

Bundesheer

Bundesheerkaserne Aigen
A - 8943 Aigen im Ennstal
Tel. 0 36 12/1 44
Ärzte: prakt. Ärzte,
        Bergrettungsärzte
San.:   Techniker, Bundes-
        heerangehöriger mit
        Zusatzausbildung

Martin 1
Ecureuil 355 F2

BMI

Flughafen Salzburg
A - 5020 Salzburg
Tel. 06 62/1 44 oder 17 77
Ärzte: Landeskrankenhaus
        Salzburg
San.:   ÖRK Salzburg

Martin 2
Ecureuil 350 B1

BMI

Flughafen Linz a. d. Donau
A - 4020 Linz
Tel. 07 32/1 44 oder 17 77
Ärzte: Wagner Jauregg Krhs.
San.:   ÖRK Linz

Primärrettung / RTH - Standorte Österreich

Martin 3
Ecureuil 355 F2

BMI

Bundesheerkaserne
A - 1120 Wien-Meidling
Tel. 02 22/ 1 44 oder 17 77
San.:   ÖRK Wien

Martin 4
Ecureuil 355 F2

BMI

Flughafen Graz-Thalerhof
A - 8020 Graz
Tel. 03 16/1 44 oder 1 77
Ärzte: Universitätsklinik Graz
San.:   ÖRK Graz-Stadt

Martin 5
Ecureuil 350 B1

BMI

Flughafen Klagenfurt
A - 9020 Klagenfurt
Tel. 04 63/1 44 oder 1777
Ärzte: Landeskrankenhaus
           Klagenfurt
San.:   ÖRK Klagenfurt

Martin 6
Ecureuil 350 B1

BMI

Flugplatz Lienz
A - 9782 Lienz
Tel. 0 48 52/1 44 oder 17 77
Ärzte: prakt. Ärzte, KH Lienz
San.:   alpine Flugretter

Martin 7
Bell Long Ranger
BMI

Flughafen Innsbruck
A - 6020 Innsbruck
Tel. 05 12/1 44 oder 17 77

Martin 8
Ecureuil 350 B1
BMI

Flugplatz Hohenems
A-6845 Hohenems
Tel. 055 22/1 44

Primärrettung / RTH-Standorte Schweiz

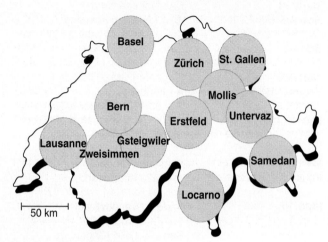

Abb. 14: *RTH-Standorte in der Schweiz*

Primärrettung / RTH-Standorte Schweiz

Das primäre Luftrettungssystem in der Schweiz ist untrennbar mit dem Namen der REGA, der Schweizer Rettungsflugwacht, verbunden. Sie unterhält alle Luftrettungsstützpunkte und versorgt damit das Fürstentum Liechtenstein und die Schweiz.
Neben der Primärrettung werden über die Zentrale Einsatzleitstelle Repatriierungen und andere Hilfeleistungen koordiniert. Eine Übersicht der geleisteten Primäreinsätze 1991 gibt nachstehende Abbildung.

Die Anforderung einer luftgebundenen Hilfeleistung erfolgt über die Alarmzentrale der REGA über Tel. 01/3 83 11 11.

Seit 1991 rüstet die REGA ihre Helikopter auf den neuen Typ A 109 K 2 (Augusta) um, der folgende Vorteile bietet:

- *Satellitennavigationssystem*
  Damit wird Navigation mit der Genauigkeit von wenigen Metern möglich.

- *Map-Display*
  Ein Gerät, das Kartenausschnitte digitalisiert darstellen kann.

- *Autopilot*
  Möglichkeit des "handfree" Fliegens. Diese Tatsache gewinnt besonders an Bedeutung, wenn ein Einsatz unter erschwerten Flugbedingungen - nachts und bei schlechtem Wetter - geflogen werden muß.

Primärrettung / RTH-Standorte Schweiz

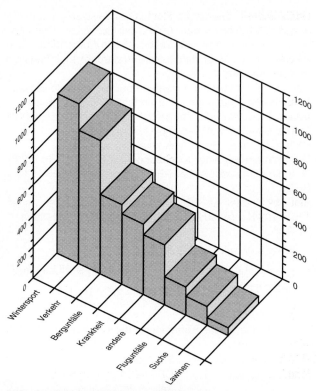

Abb. 15: *Primäreinsätze der REGA 1991*

Primärrettung / RTH-Standorte Schweiz

REGA Basel   Flughafen Basel
Augusta A 109 K   CH - 4030 Basel
                           Tel. 0 61/3 25 29 66
REGA   Ärzte: Kantonsspital Basel
                           San.:   REGA

REGA Bern   Flughafen Bern
Augusta A 109 K   CH - 3123 Belp
Alouette SA 319 B   Tel. 0 31/8 19 65 11
REGA   Ärzte: REGA
                           San.:   REGA

REGA Erstfeld   Pfaffenmatt
Alouette III   CH - 6472 Erstfeld
                           Tel. 0 44/5 27 27
REGA   Ärzte: REGA
                           San.:   REGA

REGA Gsteigwiler   Berner Oberland Helikopter AG
Alouette III   CH - 3814 Gsteigwiler
                           Tel. 0 36/22 92 30
REGA   Ärzte: REGA
                           San.:   BOHAG

REGA Lausanne   Flughafen
Alouette III   CH - 1000 Lausanne 22
                           Tel. 0 21/37 11 11
REGA   Ärzte: Centre Hospitalier
                                    Universitaire Vaudoise
                           San.:   REGA

Primärrettung / RTH-Standorte Schweiz

REGA Locarno
Alouette III

REGA

Flughafen
CH - 6596 Gordola
Tel. 0 93/67 37 37
Ärzte: Spital Bellinzona
San.:   REGA

REGA Mollis
Ecureuil

Heli Linth

Flughafen
CH - 8753 Mollis
Tel. 0 58/34 33 33
Ärzte: Kantonsspital Glarus
San.:   Heli Linth

REGA Samedan
Alouette III

REGA

Flugplatz
CH - 7503 Samedan
Tel. 0 82/6 41 41
Ärzte: REGA
San.:   REGA

REGA St.Gallen
Alouette III

REGA

Flugplatz
CH - 9015 St.Gallen
Tel. 0 71/31 44 31
Ärzte: REGA
San.:   REGA

REGA Untervaz
Alouette III

REGA

Flugplatz Air Grischa
CH - 7204 Untervaz
Tel. 0 81/51 33 33
Ärzte: REGA
San.:   REGA

Primärrettung / RTH-Standorte Schweiz

REGA Zürich
BO 105 CBS

REGA

Kinderspital Zürich
CH - 8032 Zürich
Tel.   01/2 62 13 13
Ärzte: Uni-Spital Zürich
San.:   REGA

REGA Zweisimmen
Alouette III

Berner Oberland Helikopter AG
CH - 3770 Zweisimmen
Tel.   0 30/2 35 53
Ärzte: REGA
San.:   BOHAG

Primärrettung / RTH-Alarmierung

Über nachfolgend aufgeführte Rettungsleitstellen können die Rettungshubschrauber für Primär- und Sekundäreinsätze angefordert werden. Selbstverständlich können die Rettungshubschrauber auch über die Notrufnummer 110 oder 112 in Westdeutschland und Berlin sowie über 110 oder 115 in Ostdeutschland alarmiert werden.

Die Einsatzzeiten der Rettungshubschrauber sind täglich von 7.00 Uhr bis Sonnenuntergang. (Ausnahme Christoph 26 einsatzbereit rund um die Uhr). Die letztendliche Entscheidung, ob bei Nacht oder schlechtem Wetter geflogen wird, fällt der Pilot.

❐	ADAC
✕	Bundeswehr
✛	DRF
◆	KatS
■	Sonstige

✕	Aachen/Würselen	0 24 73 / 70 00
	Leitstelle Kreis Aachen	
✕	Bad Saarow	110 / 115
	Leitstelle Bad Saarow	
❐	Bayreuth	09 21 / 1 92 22
	Leitstelle Bayreuth	

Primärrettung / RTH-Alarmierung

❐	Berlin	112
	Florian Berlin	
◆	Bielefeld	05 21 / 1 92 22
	Florian Bielefeld	
✕	Brandenburg	110 / 115
	Leitstelle Brandenburg	
◆	Bremen	04 21 / 1 92 22
	Florian Bremen	
✙	Dresden	110 / 115
	Leitstelle Dresden	
◆	Duisburg	02 03 / 1 92 22
	Florian Duisburg	
✕	Erfurt	03 61 / 60 10 70
	Leitstelle Erfurt	
◆	Eutin	045 21 / 1 92 22
	Florian Ostholstein	
◆	Frankfurt/Main	0 69 / 44 10 33
	Leitfunkstelle Rhein/Main	
✙	Friedrichshafen	075 41 / 1 92 22
	Leitstelle Bodensee	
❐	Fulda	06 61 / 2 10 00
	Leitfunkstelle Hessen-Ost	
✙	Göttingen	05 51 / 7 07 50
	Florian Göttingen	
✙	Greifswald	110 / 115
	Leitstelle Greifswald	
✕	Hamburg	0 40 / 24 82 81
	Florian Hamburg	
◆	Hannover	05 11 / 1 92 22
	Florian Hannover	
❐	Ingolstadt	08 41 / 1 92 22
	Leitstelle Ingolstadt	
✙	Karlsruhe	07 21 / 1 92 22
	Leitstelle Karlsruhe	

Primärrettung / RTH-Alarmierung

◆	Kassel	05 61 / 1 25 20
	Leitfunkstelle Hessen-Nord	
◆	Kempten	08 31 / 1 92 22
	Leitstelle Kempten	
✕	Koblenz	02 61 / 1 92 22
	Leitstelle Koblenz	
◆	Köln	02 21 / 74 79 79
	Florian Köln	
■	Leipzig	110 / 115
	Leitstelle Leipzig	
◆	Ludwigshafen	06 21 / 57 33 03
	Leitstelle Ludwigshafen	
◆	Lünen	0 23 03 / 1 60 01
	Florian Unna	
◆	Magdeburg	110 / 115
	Leitstelle Magdeburg	
❑	München	0 89 / 1 92 22
	Leitstelle München	
◆	Nordhausen	0 36 61 / 25 89
	Leitstelle Nordhausen	
✕	Nürnberg	09 11 / 1 92 22
	Leitstelle Nürnberg	
◆	Ochsenfurt/Würzburg	09 31 / 1 92 22
	Leitstelle Würzburg	
✕	Parow	110 / 115
	Leitstelle Parow	
✕	Rheine	0 59 71 / 34 02
	Florian Steinfurt	
✜	Rendsburg	0 43 31 / 2 77 88
	Leitstelle Lotse (Polizei)	
◆	Saarbrücken	06 81 / 1 92 22
	Leitstelle Winterberg	
❑	Sanderbusch	0 44 61 / 1 92 22
	Leitstelle Friesland	
✕	Schwerin	110 / 115
	Leitstelle Schwerin	

Primärrettung / RTH-Alarmierung

❏	Senftenberg Leitstelle Senftenberg	110 / 115
❏	Siegen Florian Siegen	02 71 / 5 70 77
◆	Straubing Leitstelle Straubing	094 21 / 1 92 22
❖	Stuttgart/Böblingen Leitstelle Böblingen	070 31 / 1 92 22
◆	Traunstein Leitstelle Traunstein	08 61 / 1 92 22
❏	Uelzen Rotkreuz Uelzen 01	05 81 / 1 92 22
✕	Ulm Leitstelle Ulm	07 31 / 6 22 22
◆	Villingen-Schwenningen Leitstelle Villingen	077 21 / 1 92 22
◆	Wittlich Leitstelle Bernkastel	065 31 / 1 92 22
❏	Wolfenbüttel Rotkreuz Wolfenbüttel 01	053 31 / 1 92 22
❖	Zwickau Leitstelle Zwickau	110 / 115

Raum für persönliche Notizen

Sekundärtransporte

Im Gegensatz zum Patienten im Primärtransport hat man es hier mit Patienten zu tun, deren Krankheitsbild weitgehend bekannt ist. Bei diesen Personen findet eine Verlegung für therapeutische oder diagnostische Maßnahmen statt, die am verlegenden Krankenkaus nicht durchführbar sind.

Für den Sekundärtransport sind zusätzliche Überlegungen, zu den für Primärtransporte wichtigen Kriterien, anzustellen.

So muß man natürlich schon bei der Transportplanung wissen, ob das vorhandene technische Equipment ausreicht und geeignet ist. So kann z.B. die Anzahl der vorhandenen Perfusionspumpen für eine Fortsetzung der Therapie während des Fluges nicht ausreichend sein oder das Beatmungsgerät ein für den Patienten notwendiges Beatmungsmuster nicht aufrechterhalten können. Im Zweifelsfall sollte man solche Flüge lieber ablehnen oder auf speziell für diese Zwecke ausgerüstetes Fluggerät zurückgreifen.

Da Sekundärtransporte nicht ausschließlich mit Hubschraubern, sondern auch - abhängig von der zurückzulegenden Strecke - mit entsprechend ausgerüsteten Flugzeugen stattfinden können, spielen Fragen der Physiologie und Physik bei entsprechenden Flughöhen eventuell auch eine große Rolle (☞ Grundlagen).

Sekundärtransporte

Indikationskatalog zum Einsatz eines als Intensiv-Transport-Hubschrauber (ITH) ausgerüsteten Transportmittels

Transport unter kontinuierlicher Intensivtherapie
(Auszüge):

- Beatmungspatienten mit Herz/Kreislauf-, Lungen- bzw. Multiorganversagen in anästhesiologisch-intensivmedizinische oder internistische Zentren

- Beatmungspatienten zur Diagnostik oder operativen Therapie in chirurgische, neurochirurgische oder herzchirurgische Zentren

- Schwerstbrandverletzte in Brandverletztenzentren

- Neugeborene in neonatologische Zentren

- Multiorganspender

- kardiale Risikopatienten zur Herzkatheter-Diagnostik

- Patienten mit progredienter neurologischer Symptomatik zur Diagnostik

Sekundärtransporte

Anforderungen an ein Protokoll in der Sekundärluftrettung

- ❏ Darstellung Übernahmesituation
- ❏ Erstbefund, medizinische Versorgung ausreichend ? (z.B. liegen Zugänge)
- ❏ Erstmaßnahmen nach Übernahme
- ❏ Darstellung Glasgow Coma Scale
- ❏ NACA Scale
- ❏ Folgende Zeiten in UTC: Übernahme
  Start
  Landung
  Übergabe

Weitere wichtige Angaben:

- ❏ max. Flughöhe
- ❏ max. Kabinendruck

Datengitter mit Angabe des RR, Herzfrequenz (HF), SaO_2, Einfuhr/Ausfuhr in ml, Medikamente in Abhängigkeit von der Zeit (UTC)

Beatmungsdaten (AF, AMV, PEEP, Druck)
Besondere Maßnahmen

ADAC - Luftrettung
Am Westpark 8
W - 8000 München

Tel.:   0 89 / 76 76 76
Fax   0 89 / 76 76 - 25 01
Telex   52 92 31

RTH: BO 105 CBS, BK 117

Air Zermatt
Postfach 159
CH - 3920 Zermatt

Tel.:   0 28 / 67 34 87
Fax   0 28 / 67 40 04

RTH: Alouette III, Bell 412, AS 350 B1 Ecureuil

Arbeiter Samariter Bund   (ASB)
Rückholdienst - Leitstelle
Sülzburgstr. 140
W - 5000   Köln 41

Tel.:   02 21 / 4 76 05 - 55
Fax   02 21 / 4 76 05 88
Telex   8 88 35 89 asb d

RTH: Subcharter

Sekundärtransporte / Adressen

Arcus Air Logistic
Flughafen Neuostheim
W - 6800 Mannheim

Tel.:   06 21 / 41 10 78 oder 41 10 79
Fax   06 21 / 41 62 10

RTH: SA 360C, AS 350 B Ecureuil, SA 365 C3 Twin
        Dauphin

BOHAG
Berner Oberländer Helikopter AG
CH - 3814 Gsteigwiler

Tel.:   036 - 22 92 30
Fax   036 - 22 09 72

RTH: Bell 412, SA 315 B Lama, Alouette III
        (Subcharter)

Deutsche Rettungsflugwacht (DRF)
Flughafen
W - 7000 Stuttgart 23

Tel.:   07 11 / 70 10 70
Fax   07 11 / 70 07 - 222
Telex 7 25 54 47drf d
        Learjet 35A, Learjet 36, Merlin IV C
RTH: BO 105 CBS, Bell 206 Long Ranger, BK 117,
        AS 350 Ecureuil

Sekundärtransporte / Adressen

DRK - Flugdienst Bonn
Flugdienst - Leitstelle
Friedrich Ebert Allee 71
W - 5300 Bonn 1

Tel.:   02 28 / 23 00 23
Fax   02 28 / 23 00 27
Telex   8 86 95 24 rkz d

          Lear Jet 35, Lear 36, Lear 55, Beechcraft
          Turboprop 200, Challenger CL 600 (Langstrecke)
RTH :   Bell 206 Long Ranger

Heli-flight
Flugplatz Reichelsheim
W - 6361 Reichelsheim

Tel.:   0 60 35 / 21 05
Fax   0 60 35 / 28 26

Heli-flight
Flugplatz Erfurt
O - 5074 Erfurt

Tel.:   03 61 / 53 94 19

RTH: AS 350 Ecureuil

Sekundärtransporte / Adressen

HDM Flugservice
Flugplatz Erfurt
O - 5074 Erfurt

Tel.:   03 61 / 60 10 70 (Rettungsleitstelle Erfurt)

RTH: Bell 412 HP

HDM Flugservice
Flughafenstr. 100
W - 8500 Nürnberg

Tel.:   09 11 / 52 47 77
Fax   09 11 / 35 74 91

RTH: Bell 412 HP

HDM Flugservice
Fraunhoferstr. 12
W - 8033 Martinsried

Tel.:   0 89 / 8 57 50 53
Fax   0 89 / 8 57 55 65

RTH: Bell 412 HP, Bell 206 Long Ranger

Sekundärtransporte / Adressen

HDM Flugservice
Flughafen Leipzig
O - 7050 Leipzig

Tel.:   03 41 / 79 20 32 12 (Rettungsleitstelle Leipzig)

RTH: Bell 412 HP

Heliair
Flughafen
A - 6026 Innsbruck

Tel.:   05 12 / 28 88 80
Fax   05 12 / 28 88 88

          Dassault Falcon10, Falcon 100
RTH: AS 350 B2, AS 350 B, AS 350 B1 (alle Ecureuil),
          AS 355 F Twin Ecureuil

Heli Bernia
Flughafen Samedan/St.Moritz
CH - 7503 Samedan

Tel.:   0 82 / 64 677
Fax   0 82 / 63 904

RTH: SA 315 Lama, AS 350 B2 Ecureuil

Sekundärtransporte / Adressen

Helicopter Service Hannover
Nordstr. GAT II
W - 3000 Hannover

Tel.: 05 11 / 7 70 13 45
Fax 05 11 / 7 70 13 44

RTH: Bell 222, Bell 206, AS 350 Ecureuil

Helicopter Service Mitte
Flughafen Frankfurt Rhein-Main
W - 6000 Frankfurt/M. 75

Tel.: 0 61 03 / 4 20 66 (Tag)
0 61 03 / 4 20 67 (Nacht)
Fax 0 61 03 / 4 52 53

RTH: Bell 222 B, Bell 206 Long Ranger,
Bell 206 Jet Ranger (Subcharter)

Heli-Linth AG
Flugplatz
CH - 8753 Mollis

Tel.: 0 58 / 34 33 33
Fax 0 58 / 34 26 82

RTH: AS 350 B2 Ecureuil

HSD Hubschrauber Sonder Dienst GmbH
An der Burg 4-8
W - 3406 Harste/Göttingen

Tel.:   0 55 93 / 4 44
Fax   0 55 93 / 89 26

HSD Hubschrauber Sonder Dienst GmbH
Flugplatz
O - 4101 Halle/Oppin

Tel.:   03 45 / 9 47 37
Fax   03 45 / 9 57 36

RTH: Bell 222 A, Bell 222 SP, Bell 206 Long Ranger,
          Bell 206 Jet Ranger, AS 350 Ecureuil

Internationale Flugambulanz (IFA)
Flugplatz
W - 8500 Nürnberg

Tel.:   01 30 / 79 99

RTH: Augusta 109, Bell 206 Long Ranger, Falcon,

MHD - Rückholdienst Köln
Werthmannstr. 1
W - 5000 Köln 41

Tel.:   02 21 / 43 55 55
Fax   02 21 / 43 10 13
Telex   88 830 37 mhd d

Sekundärtransporte / Adressen

MHS Münchner Helikopter Service
Flughafen München 1
W - 8000 München 87

Tel.:   0 89 / 90 80 81
Fax   0 89 / 90 76 13

RTH: Bell 222

REGA Schweizer Rettungsflugwacht
Mainaustr. 21
CH - 8008 Zürich

Tel.:   01 / 3 83 11 11
Fax   01 / 3 85 83 15
Telex   815 815 reg ch

         Canadair CL 601, BAe 125-800
RTH: SA 319 B Alouette III, BO 105 CBS,
         Augusta A 109 K2

Rhein-Ruhr Helicopter
Flughafen Mönchengladbach
W - 4050 Mönchengladbach

Tel.:   0 21 61 / 66 30 55

RTH: Bell 206 Jet Ranger, Bell 206 Long Ranger,
         Bell 222, AS 350 Ecureuil, AS 355 Twin Ecureuil

SAR (Bundeswehr)
Leitstelle Goch (Rescue Coordination Center)
Pfalzdorfer Str. 79
W - 4180 Goch

Tel.:   0 28 23 / 33 33 od. 33 34
Fax   0 28 23 / 33 35
Telex   811 855 att. sar

RTH: Bell UH-1

SAR (Bundeswehr)
Leitstelle Fürstenwalde (RCC)
Friedensstr.
O - 1240 Fürstenwalde

Tel.:   0 33 61 / 23 33
Fax   0 33 61 / 25 92
Telex   162 647 att.sar

RTH: Bell UH-1D, Mi-8, Mi-2

Teuto Air Lufttransporte
Am Flugplatz 1
W - 4800 Bielefeld

Tel.:   05 21 / 49 16 51 oder 49 31 90
Fax   05 21 / 49 31 80

RTH: Bell 206 Long Ranger

Raum für persönliche Notizen

Raum für persönliche Notizen

Repatriierungsflüge mit Linienflugzeugen

Wird ein Rückholtransport mit einem Linienflugzeug durchgeführt, so sind grundsätzlich folgende Transportkategorien
möglich:

- Patient gehfähig, benötigt medizinische Begleitung
  ohne Wegehilfe (Rollstuhl, Behindertentransport)
  → HANDICAPPED PAX NO WCH

- Patient gehfähig, benötigt medizinische Betreuung
  mit Wegehilfe (Rollstuhl, Behindertentransport)
  - ❑ Pat. kann Treppen steigen
    → WCHR
  - ❑ Pat. kann keine Treppen steigen
    → WCHS

- Patient nicht gehfähig, benötigt med. Betreuung,
  sitzender Transport möglich
  (Rollstuhl, Behindertentransport)
  → WCHC

- Patient nicht gehfähig, benötigt med. Betreuung,
  liegender Transport (Stretcher, Krankenwagen)
  → STRETCHER

Die obenstehende Einteilung ist wichtig, da sich nach ihr
die entsprechenden Maßnahmen der Fluggesellschaften
zur Betreuung des Flugpassagiers (-patienten) richten.
Diese Einteilung ist international gültig und wird weltweit
verstanden.

**Medical Information
by Attending Physician**　　　　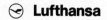

Note for the attending physician:
The details requested herein will be treated *confidentially*; they shall enable the Medical Service of the airline(s), as is their obligation, to judge by their specific air medical knowledge and experience if and under what conditions the patient can be permitted to travel by aircraft as requested. These details will also help the Medical Service in issuing appropriate instructions for the patient's care which duly consider both his/her diagnosis and the special circumstances of the requested air journey. Kindly answer *all* questions by cross or in block letters, as necessary.
Thank you.

MEDA 01	Name, initial(s)	Sex	Age
MEDA 02	Name, address of attending physician		Tel. business
			Tel. home
MEDA 03	Medical Data: Diagnosis (details including vital signs)		
	Day/month/year of first symptoms	Date of diagnosis	
MEDA 04	Prognosis for the trip		
MEDA 05	Contagious and communicable disease? Specify	☐ Yes	☐ No
MEDA 06	**NIL**		
MEDA 07	Can patient use normal aircraft seat with seatback placed in the upright position?	☐ Yes	☐ No
MEDA 08	Can patient take care of his own needs on board unassisted (including meals, visit to toilet, etc) If not, type of help needed	☐ Yes	☐ No
MEDA 09	Shall passenger be escorted? If yes, type of escort proposed by you	☐ Yes	☐ No
MEDA 10	Does patient need oxygen during flight?	☐ Yes	☐ No
	Rate of flow	☐ Continuous	

Does patient need any medication, other than self administered, and/or the use of special apparatus such as respirator, incubator, etc?

MEDA 11	on the ground while at the airport	☐ No ☐ Yes	Specify
MEDA 12	on board the aircraft	☐ No ☐ Yes	Specify

Does patient need hospitalisation? (If yes, indicate arrangements made or, if none were made indicate "No action taken")

MEDA 13	during long layover or nightstop at connecting points enroute	☐ No ☐ Yes	Action
MEDA 14	upon arrival at destination	☐ No ☐ Yes	Action
MEDA 15	Other remarks or information in the interest of your patient's smooth and comfortable transportation	☐ None	
	Specify if any		
MEDA 16	Other arrangements made by the attending physician		

Abb 16: MEDA (Medical advice) als Information für den

Handling Advice — Invalid Passenger

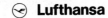 **Lufthansa**

To be issued for all passengers
— with injuries of the skull/brains, with internal or large external injuries (wounds, burns)
— with multiple sklerosis, or a spasmodic paralysis with celebral damage, or with a mental deficiency
— whose intended date of travel is earlier than 6 months after a heart infarct or 3 months after a stroke
— who are dependent during flight on special equipment or treatment (oxygen, respirator, incubator, infusions etc)
— who cannot travel on a passenger seat with backrest in upright position (carriage on stretcher)

MEDA

A

Name		Sex	Age
Routing from	To	Flight number	Class	Date

B

C

Diagnosis

E

Escort for the journey required
☐ no   ☐ yes, by a physician (name)   ☐ yes, by other qualified person (name)

F

Required assistance

☐ WCHR — ambulant but handicapped in walking: Needs assistance in terminal to/from gate, needs wheelchair or similar when passengers are boarded/deplaned by walking over ramp. Does not need assistance in a ramp bus, on passenger steps and in the aircraft cabin to/from seat, toilets and with meals.

☐ WCHS — ambulant but more severely handicapped in walking: Cannot use a ramp bus and needs assistance in boarding/deplaning (e.g. on passenger steps). Does not need assistance in the aircraft cabin to/from seat, toilets and with meals.

☐ WCHS/OWN — as above — accompanied by own wheelchair.
Add '/BD' if battery-driven wheelchair.

☐ WCHC — non-ambulant: Needs also assistance in the aircraft cabin to/from seat, toilets and possibly with meals (where necessary, give details in K below).

☐ WCHC/OWN — as above — accompanied by own wheelchair.
Add '/BD' if battery-driven wheelchair.

☐ BED — must travel on a stretcher.

G

At destination patient will be taken to a hospital   ☐ No   ☐ Yes
Name und Address of hospital

☐ AMBULANCE — Ambulance at destination to be arranged by LH at passengers expense   From Airport to

H/K

☐ OXYGEN OCCASIONAL — needs occasional oxygen supply during flight.
☐ OXYGEN CONTINUOUS — needs continuous oxygen supply during flight.
Other ground and/or in-flight arrangements needed and/or arrangements made by attending physician.

L

☐ FREMEC issued by Airline   valid until

Date	Name of LH-Physician	Signature LH-Physician

begleitenden Arzt / Rettungsassistenten

Repatriierungsflüge mit Linienflugzeugen

Die Nennung der Transportkategorie (z.B. WCHC) in der Buchung oder der Anforderung von Hilfe führt ohne lange Erläuterungen zur Klassifizierung der Transportpriorität und Einleitung von unterstützenden Maßnahmen seitens der Fluggesellschaft.

WCH   wheelchair ⟶ Rollstuhl

WCHR   Patient gehfähig, aber gehbehindert: braucht Hilfe im Terminal zum/vom Gate sowie Rollstuhl oder ähnliches im Falle Ein-/Aussteigen mittels Fußweg über Vorfeld. Braucht keine Hilfe in einem Vorfeldbus, auf einer Flugzeugtreppe und in der Kabine zum Sitz, zu den Toiletten, bei den Mahlzeiten.

WCHS   Patient gehfähig, aber stark gebehindert: Kann Vorfeldbus nicht benutzen und braucht Hilfe beim Ein-/Aussteigen (z.B. über Flugzeugtreppe). Braucht keine Hilfe in der Kabine (zum/vom Sitz, zu den Toiletten, bei den Mahlzeiten)

WCHC   Patient gehunfähig (z.B. querschnittgelähmt, Gipsbeine etc.). Braucht auch in der Kabine Hilfe zum/vom Sitz (z.B. on board wheelchair), zu den Toiletten.

WCOB   "on board wheelchair" d.h. Rollstuhl an Bord zum Transport im Mittelgang.

STCHR   "stretcher" d.h. liegender Patient.
or BED

Repatriierungsflüge mit Linienflugzeugen

Für gehbehinderte Patienten bietet die Deutsche Lufthansa (DLH) einen besonderen Service an. Mit speziellen Bord-rollstühlen können sich diese Patienten freier im Flugzeug bewegen. Diese Bordrollstühle (WCOB) befinden sich auf jedem Langstreckenflugzeug der Lufthansa und sind auf kürzeren Strecken über den Medizinischen Dienst der Luft-hansa (FRA PM) oder den Betreuungsdienst (FRA SD) am Frankfurter Flughafen zu bestellen. Werden mehrere dieser "on-board-wheelchairs" benötigt, werden diese zusätzlich über die nachstehenden Adressen angefordert.

Bei der Deutschen Lufthansa (DLH) ist ein WCOB auf jedem Flugzeug vom Typ

–	B 747
–	DC 10
–	A300
–	A310

vorhanden.

Medizinischer Dienst der Deutschen Lufthansa (DLH)
FRA PM
Lufthansabasis Frankfurt/M.
6000 Frankfurt 75

Tel.   0 69/ 6 96 - 0
Fax   0 69/ 6 96 - 0

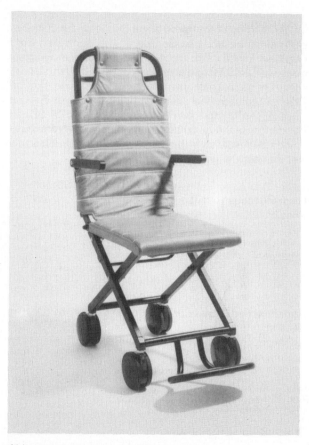

Abb. 17: *On-board wheelchair*

Repatriierungsflüge mit Linienflugzeugen

Lufthansa Betreuungsdienst
FRA SD
Flughafen Frankfurt
6000 Frankfurt/M. 75

Tel.:   0 69/6 90 - 31 03
         (Rettungsassistenten /Transportsanitäter)
Ort: Frankfurt Flughafen, Abflugebene gegenüber
        von A 21 - 25

Folgende Fluggesellschaften benutzen den "on board wheelchair":

> Lufthansa
> Kuwait Airways
> Royal Jordanian
> Emirates
> World Airways
> Saudia
> All Nipon Airlines
> Cyprus Airways
> TAP Air Portugal
> Swissair
> Air Zaire
> Alitalia
> Garuda Indonesia

Betreuungshinweis-
Behinderter Fluggast
(Handicap)

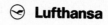 **Lufthansa**

Auszustellen für
— altersbedingt hilfsbedürftige, blinde, taube oder taubstumme Fluggäste
— Fluggäste mit Querschnitt-, Kinder- oder spastischer Lähmung (ohne psychische Beeinträchtigung)
— bei Entwicklungsschaden oder Amputation an Gliedmaßen
— Fluggäste mit ärztlich versorgten Knochenverletzungen, Wunden oder Verbrennungen
  (ausgenommen Schädel-, Hirn- oder innere Verletzungen sowie Schwerverletzte)
die Hilfe vor/nach dem und beim Ein- und Aussteigen und evtl. während des Fluges benötigen,
und einen Fluggastsitz mit aufgestellter Rückenlehne benutzen können.

	Handicapped PAX				
A Bei FS Kennbuchstaben angeben	Name (oder „Group" und Anzahl Behinderter in der Gruppe)			Geschlecht	Alter
B	Reiseweg von	Nach	Flug	Klasse	Datum
C	Art der Behinderung				
E					
☐ UNACCOMP	Fluggast reist allein				
☐ ESCORT	Fluggast reist in Begleitung einer nicht behinderten erwachsenen Person (bei Behindertengruppen Anzahl der Begleitpersonen angeben).				
F	Erforderliche Unterstützung				
☐ DEAF	Taubheit				
☐ DEAF/MUTE	Taubstumm				
☐ BLND	Blind				
☐ WCHR	gehfähig aber gehbehindert: Braucht Hilfe im Terminal zum/vom Gate, sowie Rollstuhl o.ä. im Falle Ein-/Aussteigen mittels Fußweg über Vorfeld. Braucht keine Hilfe in einem Vorfeldbus, auf einer Flugzeugtreppe und in der Kabine zum Sitz, zu den Toiletten, bei den Mahlzeiten.				
☐ WCHS	gehfähig aber stark behindert: Kann Vorfeldbus nicht benutzen und braucht Hilfe beim Ein-/Aussteigen (z.B. über Flugzeugtreppe). Braucht keine Hilfe in der Kabine (zum/vom Sitz, zu den Toiletten, bei den Mahlzeiten)				
☐ WCHS/OWN	wie vorstehend – führt auf der Reise eigenen Rollstuhl mit. Hinzufügen „/BD", falls batteriebetriebener Rollstuhl.				
☐ WCHC	gehunfähig (z.B. querschnittsgelähmt): Braucht auch in der Kabine Hilfe zum/vom Sitz, zu den Toiletten und evtl. bei den Mahlzeiten (ggf. Einzelheiten unter K. angeben).				
☐ WCHC/OWN	wie vorstehend – führt auf der Reise eigenen Rollstuhl mit. Hinzufügen „/BD", falls batteriebetriebener Rollstuhl.				
H/K	Sonstige Hinweise und/oder erforderliche Maßnahmen				
L	☐ FREMEC ausgestellt von (LVG)			gültig bis	

Abb. 18: *Handling-Advice als Information für begleitenden Arzt / Rettungsassistenten*

Repatriierungsflüge mit Linienflugzeugen

Die Anforderung eines Rollstuhls zum Weitertransport des Patienten nach der Landung ist über die jeweilige Station vor Ort oder im voraus über den Lufthansa Betreuungsdienst bzw. mit der Buchung abzuwickeln. Dabei ist auf jeden Fall die "wheelchair" Kodierung (WCHR/WCHS/WCHC) mit anzugeben. In dringenden Fällen kann an Bord über den Purser mittels "Companyline" (Funk) Kontakt zu den Betreuungsstellen am Boden aufgenommen werden.

In den einzelnen Flugzeugtypen können aber nicht beliebig viele gehbehinderte Passagiere mitfliegen. Aus Gründen der Sicherheit an Bord gibt es eine Kontingentierung bei allen Fluggesellschaften. Anhand der Deutschen Lufthansa werden die Transportkapazitäten aufgezeigt. Es ist zu beachten, daß in die Kontingentierung auch unbegleitete, normal reisende Flugpassagiere eingezählt werden. Die Obergrenze kann so schnell erreicht werden.

Tip: Sollte es knapp mit dem Platzangebot werden, mit dem Kapitän reden. Auf "captains request" geht (fast) alles!

Repatriierungsflüge mit Linienflugzeugen

Fluggerät	Total unbegleitet	Restriktion
B 747-400 B 747-200	5 WCH	nicht mehr als 3 WCHC nur 1 WCH im "upperdeck" möglich
B 747 Mixed	5 WCH	nicht mehr als 3 WCHC keine WCHS/C im "upperdeck" möglich
DC 10 A300 / A310	5 WCH	nicht mehr als 3 WCHC
B 727/ B 737 A320	5 WCH	nicht mehr als 2 WCHC
Propeller aircraft	4 WCH	nicht mehr als 2 WCHC bei definitiver Begleitung

Tab. 12: *Sitzplatzkontingentierung*

Muß der Patient liegend transportiert werden, so baut die jeweilige Fluggesellschaft einen "stretcher" in das Flugzeug ein. Dieser "stretcher" wird in der Touristenklasse am Ende des Flugzeuges über 6 Sitzplätze eingebaut. Der Patient wird mittels eines Vorhangs von den übrigen Passagieren abgetrennt. Viele Fluggesellschaften benötigen eine mehrtägige Voranmeldung für den Einbau des "stretcher", der meist nur in der Werft eingebaut werden kann.

Repatriierungsflüge mit Linienflugzeugen

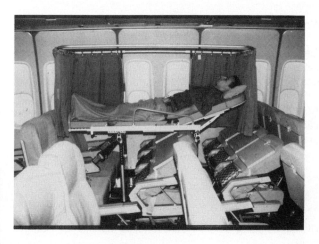

Abb. 19: *Stretcher (neuere Bauart)*

Die Deutsche Lufthansa (DLH) benutzt seit 1992 einen
"stretcher" der neuen Generation, der überall auf der Welt
von einem Mechaniker sofort in einer Stunde eingebaut
werden kann.

Repatriierungsflüge mit Linienflugzeugen

Notfallausrüstung

Grundsätzlich sollte jeder Arzt oder Rettungsassistent, der einen Patienten auf einem Flug begleitet, einen gut ausgerüsteten Notfallkoffer mitführen.

Auf Flügen der Deutschen Lufthansa kann er bei Bedarf zusätzlich jederzeit auf folgende Notfallausrüstungen zurückgreifen.

- First Aid Kit
- Cabin Attendant Medical Kit
- Doctor´s Kit

Die Bestückung dieser Notfallkoffer ist nachfolgend aufgelistet.

Repatriierungsflüge mit Linienflugzeugen

First Aid Kit

Inhalt	Menge
Hansaplast (6 cm x 1 m)	1
Verbandpäckchen groß	5
Verbandpäckchen klein	5
Brandwunden-Verbandtücher (Dermotekt) 60 x 80 cm	2
Brandwunden-Verbandtücher (Dermotekt) 73 x 120 cm	1
Sterile Gaze (10 x 20 cm)	10
Clauden Gaze (2 cm x 5 m)	1
Elastische Binde (6 cm)	2
Elastische Binde (8 cm)	2
Leukosilk (1,25 cm breit)	1
Leukosilk (2,5 cm breit)	1
Klammerpflaster (Porofix)	10
Sicherheitsnadeln	12
Verbandklammern	12
Dreiecktücher	3
Finger-, Fuß-, Hand- und Kopfverband	1
Schere (kniegebogen)	1
Pinzette	2
Einmalhandschuhe	3
Stauschlauch	1
Jonosteril Infusionslösung Fresenius (2 x 500 ml Beutel)	2
Alkoholtupfer	5
Braunülen Vasofix Braun Melsungen (1,2 mm u. 1,4 mm)	2
Butterfly	4
Infusionsbesteck	2
Augenspülflüssigkeit Isogutt 250 ml	2
Kodan Tinktur forte 250 ml mit Überkopf-Sprühpumpe	1
Auxiloson Spray	1
Lifeway Atemspende	1
Erste Hilfe-Fibel	1

Abb. 20: *Inhalt "First Aid Kit"*

Repatriierungsflüge mit Linienflugzeugen

Cabin Attendant Medical Kit

Name	Dosierung	Anwendung
Buscopan Drag.	Erw. bis 3 x 2 Drag. tgl.	bei krampfartigen Schmerzen
Buscopan Puls Supp.	Erw. bis 3 x 1 Supp. tgl.	bei schweren krampf-artigen Schmerzen
Aspirin	Erw. bis 3 x 2 Tbl. tgl.	bei Schmerzen, Fieber, Erkältungs-krankheiten
Alka Seltzer	Erw. bis 3 x 2 Tbl. tgl.	bei Schmerzen (Al-koholkater) Tbl. in Wasser auflösen
Paracetamol Supp.	Kleinkinder 1-4 Supp. tgl.	bei Schmerzen, Fieber
Elotrans Beutel	Kleinkinder, Schulkinder u. Erw. je nach Bedarf In-halt eines Beutels	Durchfallerkrankungen (nach Auflösen des Inhalts in abge-kochtem, abgekühltem Wasser o. Tee trinken)
Vomex A	Erw. bis 3 x 1 Drag. tgl.	bei Reisekrankheit, Übelkeit
Vomex A Zäpfchen	Erw. und ältere Schulk. 2-3 x 1 Zäpfchen (150 mg)	bei Reisekrankheit, Übelkeit, Erbrechen
Emser Pastillen	mehrmals stündl. 1 Past. langsam im Mund zer-gehen lassen.	bei Husten, Heiserkeit, Bronchialkatarrh
Nasivinetten	bei Erw. und Kindern den Inhalt einer Plastikampulle in die Nase träufeln	bei Schnupfen
Konjunktival	3-4 mal tgl. 1-2 Tropfen in das erkrankte Auge geben	bei Bindehautentzün-dungen, Augenallergie
Nitrolingual rot	1 Kapsel zerbeißen u. auf die Mundschleimhaut einwirken lassen	bei Herzschmerzen (Angina pectoris)
Effortil	Erw. bis 3 x 2 Tabl. tgl.	bei niedrigem Blut-druck, nach Ohn-machtsanfällen
Resochin	Erw. 2 Tabl. pro Woche	Malaria-Prophylaxe
Klosterfrau-Beruhigungs-Drag.	Erw. 3 x 2 Drag.	bei Nervosität, Unruhe
Brand- u. Wundgel	mehrm. auf die verbrannte Hautpartie auftragen	bei Verbrennungen, Verbrühungen
Hansaplast		
Norabromol	Wunde betupfen	Desinfektionsmittel
Tupfröhrchen		

Abb. 21: *Inhalt "Cabin Attendant Medical Kit"*

Repatriierungsflüge mit Linienflugzeugen

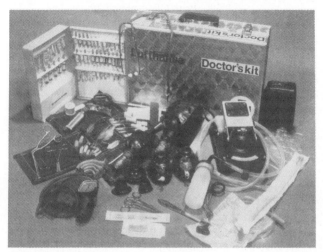

Abb. 22: *Doctor´s Kit*

Doctor´s Kit

Inhalt	Menge
"Ambu"-Beamtungsbeutel Mark III mit "Ambu"-Einlaßventil, Patientenventil und "Ambu"-Klarsichtmaske Gr. 5 für Erwachsene	1
"Ambu"-Klarsichtmaske Gr. 2 für Kinder	1
"Ambu"-Klarsichtmaske mit Sicherheitsloch Gr. 0 für Kinder	1
"Ambu"-Baby-Beatmungsmaske-R mit Luft-/Sauerstoffventil, Modell R, mit O_2-Reservoirschlauch."Ambu"-Paedi Ventil und "Rendell-Baker"-Masken Gr. 0 und Gr. 1	1

Repatriierungsflüge mit Linienflugzeugen

Doctor´s Kit

Inhalt	Menge
"Guedel"-Tubus Gr. 0, 2, 3, 5	je 1
"Ambu" Uni-Absaugpumpe, Vakuum 600 mbar, manuell bedienbar, Abmessungen: 26 x 17 x 13 cm in Flachbauweise, Sekretgefäß 600 ml	1
"Ambu"-Suction-Booster zum Absaugen großer Festpartikel, anschließbar an alle Absaugpumpen	1
Metall-Laryngoskop mit 2 Spatel aus Edelstahl, groß und mittel	1
Leinentaschen mit folgendem Inhalt:	
Endotrachealtubus aus Clearway mit Ballon CH 22, 26, 30, 34, 38 und Baby-Tubus mit Anschlußstutzen	je 1
Nasopharyngealtubus aus Rotgummi CH 28 und 30	1
Einmalspritzen 10 ml	2
Führungsmandrin (Kunststoffarmiert)	1
Blutdruckmeßgerät	1
Stethoskop	1
Reflexhammer nach "Berliner"	1
"Magill"-Zange groß	1
Einmalhandschuhe	2
Nadelset	1
Blasenkatheter mit Urinbeutel	1
Absaugkatheter	1
Klemme nach "Pean"	1
Kleiderschere	1
Einmalskalpell	1
Kocherklemme	2
Thermometer	1
Elastischer Abbinder	1
Hartgummikeil	1
Leukoplast 1,25 cm	1
Alkoholtupfer	5

Repatriierungsflüge mit Linienflugzeugen

Ampullen-Combi-Set, Kassette aus Kunststoff, Farbe: orange, zur Aufbe-
wahrung von 68 Ampullen von 1-20 ml sowie Spritzen und Kanülen:
Einmalspritzen 2, 5, 10 ml je 2
Einmalkanülen Nr. 1, 16, 20 je 2
Braunülen

Name	Inhaltsstoffe	Menge
Effortil Ampullen	Etilefrin-HCI	4
Nitrolingual Kapseln	Nitroglycerin	8
Solu-Decortin H 250 mg	Prednisolon	2
Lasix Ampullen	Furosemid	3
Methergin Ampullen	Methylergometrin-hydrogenmaleat	2
Buscopan Ampullen	Scopolamin N-butylbromid	2
Valium 10 Ampullen	Diazepam	5
Lanitop Ampullen	Metildigoxin	2
Isoptin Ampullen	Verapamil	2
Tavegil Ampullen	Clemastinfumar	3
Neobiphyllin 0,32 Amp.	Mischung von Theophyllin, Dibrophyllin, Proxyphyllin	4
Suprarenin Ampullen	Epinephrin	2
Calcium 10% Ampullen	Calcium	1
Bricanyl	Terbutalinsulfat	2
Glucosteril 20% Amp.	Glucose	3
Xylocain 2% Ampullen	Lidocain HCL	2
Adalat Kapseln 10 mg	Nifedipin	10
Atropin Ampullen	Atropinsulfat	2
Rectodelt 30 mg Supp.	Prednison	6
Diazepam Desitin rectal Tube 10 mg	Diazepam	1
Aqua dest.		1
Baralgin M Ampullen	Metamizol	1
Tramal 100 Ampullen	Tramadol-HCI	2
Isotonische Kochsalzlösung 0,9%		2

Abb. 23: *Inhalt "Doctor´s Kit"*

Raum für persönliche Notizen

Flughafenkliniken / Sanitätsstationen

Kontaktstelle für den An- und Abtransport zu betreuender Patienten in Begleitung medizinischen Fachpersonals ist die jeweilige Sanitätsstelle, bzw. an größeren Airports die Flughafenklinik.

Sie gewähren Unterstützung und Hilfe bei Versorgung und Betreuung des Patienten. Den Kontaktstellen sind die jeweiligen lokalen Verhältnisse bestens vertraut. Sie sind Anlaufstelle und Ansprechpartner in kommunikativen und logistischen Angelegenheiten.

Werden Patienten begleitet, die nicht liegend transportiert werden müssen, so ist als Ansprechpartner vor Antritt des Fluges immer erst die jeweilige Fluggesellschaft zu kontaktieren. Ihre Vertreter befinden sich meist am Flugsteig, bzw. eine Kontaktaufnahme ist über das Bordpersonal während des Fluges möglich.

Muß der Patient liegend transportiert werden, ist immer die Sanitätsstelle bzw. die Flughafenklinik zu kontaktieren. Sie gewährt Unterstützung im jeweilig verfügbaren Rahmen.

Flughafenkliniken / Sanitätsstationen

Flughafen Berlin - Schönefeld
O - 1189 Berlin-Schönefeld
Sanitätsstelle der Flughafen GmbH (besetzt 6 - 22 Uhr)
Tel.:   0 30 / 67 87 - 38 75
Fax: 0 30 / 67 87 - 38 35

Flughafenfeuerwehr
(KTW / RTW innerhalb des Flughafengebietes)
Tel.:   0 30 / 67 87 - 31 37
Fax: 0 30 / 67 87 - 21 98

Berufsfeuerwehr Berlin
(für KTW/RTW außerhalb und NAW inner- und außerhalb
des Flughafengebietes)
Tel.:   0 30 / 3 87 - 61 12 od. 3 87 - 1 (Vermittlung)
Fax: 0 30 / 3 87 - 68 64 od. 68 65

Ausstattung: (Rettungssanitäter/Krankenpfleger)

- *Notarztwagen* (stationäres System) über Florian
  Berlin (K.410 GU) aus Neukölln, Treptow oder
  Köpenick, Anfahrt je 5 - 10 Min.

- 3 Behandlungsräume
- EKG
- Beatmung
- privater Flughafenarzt (in Verhandlung)

Flughafenkliniken / Sanitätsstationen

Flughafen Berlin - Tegel
W - 1000 Berlin 51
Rettungsstelle (24 Std. besetzt)
(zuständig für Notfälle und RTW Bestellung im Bereich
des Flughafens Berlin-Tegel)
Tel.:   0 30 / 41 01 - 23 20

Flughafenfeuerwehr
(nur feuerwehrtechnischer Dienst)

Berufsfeuerwehr Berlin
(für KTW/RTW außerhalb und NAW inner- und außerhalb
des Flughafengebietes)
Tel.:   0 30 / 3 87 - 61 12 od. 3 87 - 1 (Vermittlung)
Fax: 0 30 / 3 87 - 68 64 oder 68 65

Ausstattung: (Rettungsassistenten)

–   *Notarztwagen* (stationäres System) über Florian
        Berlin (K.410 GU) vom Humboldt Klinikum, Vir-
        chow Klinikum oder Westend, Anfahrt je 5-10 Min.

–   1 Untersuchungszimmer
–   1 Behandlungszimmer
–   EKG

P.S.   Für Behindertentransport und "Stretcher-cases" ist
        der Berliner Lufthansa Airport Service (BLAS) zu-
        ständig. Rettungsstelle nur für Notfälle!

Flughafenkliniken / Sanitätsstationen

Flughafen Berlin - Tempelhof
1000 Berlin
Sanitätsstelle (24 Std. besetzt)
Tel.: 0 30 / 69 09 - 6 14

Flughafenfeuerwehr
(für KTW/RTW innerhalb des Flughafengebietes)
Tel.: 0 30 / 69 09 - 1 12

Berufsfeuerwehr Berlin
(für KTW/RTW außerhalb und NAW inner- und außerhalb
des Flughafengebietes)
Tel.: 0 30 / 3 87 - 61 12 od. 3 87 - 1 (Vermittlung)
Fax: 0 30 / 3 87 - 68 64 oder 68 65

Ausstattung:

- *Notarztwagen* (stationäres System) über Florian Berlin (K.410 GU) vom Urban Krankenhaus oder Klinikum Steglitz, Anfahrt je 5 - 10 Min.

- 1 Behandlungsraum

Flughafenkliniken / Sanitätsstationen

Flughafen Bremen
2800 Bremen
Sanitätsstelle (besetzt 6 - 14.30 Uhr werktags;
andere Zeiten über Flughafen Feuerwehr)
Tel.:   04 21 / 55 95 - 2 25

Flughafenfeuerwehr
(für Erste Hilfe innerhalb des Flughafengebietes)
Tel.:   04 21 / 55 95 - 2 23
           04 21 / 55 95 - 2 22 (Notruf)

Berufsfeuerwehr Bremen
(RTW/KTW Bestellung für Stadtgebiet Bremen, bzw.
Notfälle innerhalb des Flughafengebietes)
Tel.:   04 21 / 3 03 02

Ausstattung: (Betriebssanitäter)

   –   *Notarztwagen* (stationäres System) über Florian
        Bremen (K.463 GU) vom Zentralkrankenhaus
        "links der Weser" (ca. 5 Min.) oder Christoph 6
        (gleicher Standort, aber schneller).
   –   2 Untersuchungszimmer
   –   1 Quarantänestation (außerhalb)
   –   EKG
   –   kleines Labor

Flughafenkliniken / Sanitätsstationen

Flughafen Dresden
Karl Marx Str. 100
O - 8080 Dresden
Krankenraum der Feuerwehr (wird bei Bedarf besetzt)
Tel.:   03 51 / 58 43 65

Flughafenfeuerwehr
(für KTW/RTW Bestellung innerhalb des Flughafengebietes)
Tel.:   03 51 / 58 43 65

Rettungsleitstelle Dresden   (bis Ende 1993 kein BOS)
(für KTW/RTW u. NAW außerhalb des Flughafengebietes)
Tel.:   03 51 / 5 22 51

Ausstattung: (Sanitäter/Rettungssanitäter)

–   *Notarztwagen* (stationäres System vom Kranken-
    haus Friedrichstadt ca. 20-35 Min.) über Leitstelle
    Dresden (voraussichtlich bis Ende 1993 kein BOS-
    Funk) oder Anforderung des direkt am Flughafen
    stehenden DRF Hubschraubers (K.410 GU).

–   1 minimal ausgestatteter Krankenraum

P.S.   "Stretcher-cases" können im Krankenraum der
    Feuerwehr betreut werden. Zusätzlich steht in drei
    bis fünf Minuten Entfernung werktags ein arztbe-
    setztes Ambulatorium (Poliklinik) zur Verfügung.

Flughafenkliniken / Sanitätsstationen

Rhein-Ruhr Flughafen Düsseldorf
4000 Düsseldorf
DRK - Sanitätsstelle (besetzt 6 - 22 Uhr)
Tel.:   02 11 / 25 97

Flughafenfeuerwehr
(für RTW Bestellung innerhalb des Flughafengebietes)
Tel.:   0211 / 421 - 2333

Berufsfeuerwehr Düsseldorf
(für KTW/RTW u. NAW außerhalb des Flughafengebietes)
Tel.:   02 11 / 3 88 90

Ausstattung: (Schwesternhelferinnen)

–   *Notarztwagen* über Leitstelle Florian Düsseldorf
       (K. 470 GU) stationäres System von Feuerwache
       Münsterstraße oder Christoph 9 (steht räuml.
       näher).

–   2 Untersuchungszimmer

Flughafenkliniken / Sanitätsstationen

Rhein-Main-Flughafen Frankfurt/M.
6000 Frankfurt 75
Airport Klinik   (Anfahrt über Tor 13)
Tel.:   0 69 / 6 90 - 6 67 67
Fax: 0 69 / 6 90 -   56 87

Rettungsleitstelle Flughafen
(für KTW/RTW u. NAW innerhalb des Flughafengebietes)
Tel.:   0 69 / 6 90 - 6 60 06
Fax: 0 69 / 6 90 -   26 24

Berufsfeuerwehr Frankfurt
(für KTW/RTW u. NAW außerhalb des Flughafengebietes)
Tel.:   0 69 / 49 00 01 bis 49 00 04
Fax: 0 69 / 40 30 - 22 05

Ausstattung: (24 Stunden arztbesetzt)

- *Notarztwagen*
  (über Leitstelle Florian Flughafen K.486 GU)
  (Stationäres System Airport Klinik)
- 2 Operationssäle
- 2 Quarantänezimmer
- 8 Untersuchungskabinen
- 2 Spezialuntersuchungskabinen
  (HNO und Augen)
- 2 Krankenzimmer
- Ultraschall
- Röntgen
- eigenes Labor

Flughafenkliniken / Sanitätsstationen

Flughafen Hamburg
Zeppelinstraße
2000 Hamburg-Flughafen
DRK-Sanitätsstelle (besetzt 6 - 21 Uhr; Sa 6 - 20; So 8 - 20)
Anfahrt über Terminal 2 Ankunftsebene
Tel.:   0 40 / 50 75 - 14 57
                      - 26 45

Flughafenfeuerwehr
(für RTW Bestellung innerhalb des Flughafengebietes)
Tel.:   0 40 / 50 75 - 25 54
Fax: 0 40 / 50 75 - 13 40

Berufsfeuerwehr Hamburg
(RTW / KTW für Stadtgebiet über Florian Hamburg)
Tel.:   0 40 / 24 82 81

Ausstattung: (Schwesternhelferinnen)

- *Notarztwagen* über Florian Hamburg
  (K.464 GU) stationäres System vom AK Barmbek
  ca. 3 Minuten entfernt
- 1 Behandlungszimmer (minimale Ausstattung)
- 2 Ruhezimmer

P.S.   Bei Flugtauglichkeitsuntersuchung (Fitnessreport)
über DRK Sanitätsstelle mit RTW zu Unfallarzt in
der Nähe oder hafenärztl. Dienst.

Flughafen Leipzig/Halle
Flughafen
O-7016 Leipzig
Erste Hilfe Station (IFA) (besetzt 6 - 22.30 Uhr)
Tel.:   03 41 / 2 24 11 15
Fax: 03 41 / 2 24 11 23

Flughafenfeuerwehr
(für KTW/RTW Bestellungen innerhalb des Flughafens; bei
Bedarf evtl. mit dem am Flughafen stationierten Arzt des
RTH Christoph Leipzig)
Tel.:   03 41 / 2 24 11 12

Rettungsleitstelle Leipzig
(für NEF Bestellung innerhalb Flughafengebiet)
Tel.:   03 41 / 79 20 32 12
Fax: 03 41 / 20 93 82

Ausstattung: (Krankenschwester)

–   *Notarztwagen* über Leitstelle Leipzig (Rendez-
     vous-System) auf K.450 GU vom St.Georg Klini-
     kum ca. 10-12 Min. oder direkt den am Flughafen
     stehenden RTH Christoph Leipzig über K.501 OG
     ansprechen.
–   1 Krankenraum
–   EKG, Monitoring

Flughafenkliniken / Sanitätsstationen

P.S.   Bei Bedarf an die Intern. Flugambulanz (IFA) über
Erste Hilfe Station wenden. Sie organisiert "Stretcher-cases" und Transport. Direkt am Flughafen
gelegen ist das Krankenhaus Schkeuditz (2 Min).

Flughafen Köln / Bonn
5000 Köln 90
Sanitätsstelle (besetzt 6 - 22 Uhr)
Tel.:   0 22 03 / 40 43 20

Flughafenfeuerwehr
(nur Feuerwehrtechn. Dienst, bzw. als Kontakt)
Tel.:   0 22 03 / 40 42 48
Fax: 0 22 03 / 40 42 47

Berufsfeuerwehr Köln
(für KTW / RTW u. NEF innerhalb und außerhalb des
Flughafengebietes)
Tel.:   02 21 / 74 54 54
Fax: 02 21 / 7 49 24 85

Ausstattung: (Schwesternhelferin)

   –   *Notarztwagen* über Leitstelle Florian Köln (K. 469
       GU) Rendezvous-System ca. 6 Min. vom Kranken-
       haus Köln-Porz (NEF) und RTW (FW 7)
   –   1 Krankenzimmer
   –   1 Untersuchungszimmer

Flughafenkliniken / Sanitätsstationen

Franz-Josef-Strauß Flughafen München
8050 München 23
Flugmedizinisches Zentrum (24 Stunden besetzt)
Tel.:   0 89 / 9 75 - 6 33 44

Flugmedizinisches Zentrum
(für NEF innerhalb des Flughafengebietes)
Tel.:   0 89 / 9 75 - 6 33 44

Rettungsleitstelle München
(für KTW/RTW Anforderung innerhalb und außerhalb des
Flughafengebietes)
Tel.:   0 89 / 1 92 22
Fax: 0 89 / 2 28 52 27

Ausstattung: (24 Stunden arztbesetzt)

- *Notarztwagen* über Flugmedizinisches Zentrum
  (Rendezvous-System) innerhalb Flughafen, RTW
  kommt über Rettungsleitstelle München aus der
  Stadt.
- 3 Behandlungszimmer
- 3 Quarantänezimmer
- Ultraschall
- EKG
- Labor
- Monitoring möglich

Flughafenkliniken / Sanitätsstationen

Flughafen Nürnberg
8500 Nürnberg 10
Sanitätsraum (wird bei Bedarf besetzt)
Tel.:   09 11 / 35 06 - 2 22 (Flughafenfeuerwehr)

Flughafenfeuerwehr
(für RTW Bestellung innerhalb des Flughafengebietes, bei
Bedarf evtl. mit dem am Flughafen stationierten RTH-Arzt
vom SAR 74)
Tel.:   09 11 / 35 06 - 2 22

Rettungsleitstelle Nürnberg
(für KTW/RTW u. NEF außerhalb des Flughafengebietes)
Tel.:   0911 / 1 92 22
Fax: 0911 / 55 98 93

Ausstattung: (Feuerwehrsanitäter/Rettungsassistenten)

-   *Notarztwagen* über Leitstelle Nürnberg
    (K.411 oder 507 GU); (Rendezvous-System von
    der Hauptrettungswache Sulzbacher Straße) oder
    Anforderung des direkt am Flughafen stehenden
    Christoph 27 (Rufname: SAR 74)
-   1 minimal ausgestatteter Behandlungsraum

P.S.   Bei Flugtauglichkeitsuntersuchung (Fitnessreport)
über Rettungsleitstelle Nürnberg mit KTW zu Flughafenarzt (Praxis in der Nähe ca. 3 Min.) oder bei
"Stretcher"-Patient mit längerem Aufenthalt mit
KTW in Klinikum Nürnberg zur Zeitüberbrückung

Flughafenkliniken / Sanitätsstationen

Flughafen Stuttgart
Postfach 23 04 61, 7000 Stuttgart 23 (Flughafen)
Sanitätsstelle (24 Stunden besetzt)
Tel.:   07 11 / 9 48 - 33 15

Flughafenfeuerwehr
(für KTW / RTW Bestellung innerhalb des Flughafengebietes)
Tel.:   07 11 / 9 48 - 33 87 (Alarmzentrale)

Rettungsleitstelle Stuttgart
(für KTW / RTW und NAW Anforderung außerhalb des
Flughafengebietes)
Tel: 07 11 / 55 10 44

Ausstattung: (Rettungssanitäter/Rettungsassistenten)

-         *Notarztwagen* vom Kankenhaus Esslingen
-         2 Behandlungsräume

Raum für persönliche Notizen

Raum für persönliche Notizen

Layover

Der Layoverteil soll wichtige Informationen über die wichtigsten Zielstädte in der Patientenrepatriierung vermitteln, in denen mit Kommunikationsschwierigkeiten zu rechnen ist. Besonders in der Fernrückholung von Patienten können Kliniken und Konsulate, insbesondere bei sprach- und administrativen Problemen, eine wichtige Hilfe sein. Die folgende Aufstellung erhebt nicht den Anspruch der Vollständigkeit. Für Ergänzungen und Erfahrungsberichte sind die Autoren dankbar. Für die Fahrtzeiten Flughafen - Hotel wurden Fahrtstrecken zu Hotels in der Innenstadt zugrunde gelegt.

Die Telefonvorwahlnummer jeweils in die Bundesrepublik Deutschland von:

Ägypten	0049
Argentinien	0049
Belgien	0049
Brasilien	0049
China	0049
Dänemark	00949
Frankreich	1949
Griechenland	0049
Großbritannien	01049
Hongkong	00149
Indien	0049
Indonesien	0049
Irland	1649
Italien	0049
Japan	00149

Layover

Kanada	01149
Kenia	00049
Luxemburg	050
Mexiko	9849
Niederlande	0949
Nigeria	900949
Norwegen	09549
Österreich	060
Pakistan	kein Selbstwählferndienst
Portugal	0749
Schweden	99049
Schweiz	0049
Singapore	00549
Spanien	00749
Südafrika	0949
Südkorea	00149
Syrien	0049
Thailand	00149
Türkei	9949
Ungarn	0049
USA	01149
oder direkt	1-800-292-0049
gebührenfrei	(Vermittlung in Ffm.)
Venezuela	0049
Vereinigte Arabische Emirate	0049

Layover

Abu Dhabi
Klima: feucht - heiß

Botschaft der Bundesrepublik Deutschland
Bateen, Tel. 33 16 30 (Sa - Do 9 - 12 Uhr)

Elektrische Spannung 220 Volt. Leitungswasser unbedenklich. Vorsicht: Haie und Seeschlangen halten sich im Winter näher am Ufer auf als im Sommer. Malariaprophylaxe bei ausschließlichem Aufenthalt in der Stadt nicht erforderlich.
Fahrtzeit: Flughafen - Hotel max. 1 Stunde

Alexandria
Klima: subtropisch-warm

Generalkonsulat der Bundesrepublik Deutschland
Tel.:   84 54 43 oder 84 54 75

Elektrische Spannung 220 Volt/50 Hz (schwankend)
Das Leitungswasser ist *nicht* trinkbar. Malariaprophylaxe zwischen Juni und Oktober in den ländlichen Gebieten. Schwimmen in stehenden Gewässern wg. Bilharziose gefährlich! Fahrtzeit: Flughafen - Hotel ca. 30 Min.

Athen
Klima: subtropisch - warm

Botschaft der Bundesrepublik Deutschland
Vas. Sophias 10; GR-15 124 Amarousion Tel. 3 69 41

Layover

Krankenhaus Medical Center Athine (englisch)
Tel.:   6 89 81 00

Elektrische Spannung 220 Volt (Euro-Steckdosen). Im Sommer (Juni-Sept) SMOG. Trinkwasser im allgemeinen unbedenklich. Fahrtzeit: Flughafen - Hotel ca. 20 Min.

Bangkok
Klima: tropisch - feucht

Botschaft der Bundesrepublik Deutschland
9 Sathorn Thai Road, Tel. 2 13 23 31- 6
(Mo - Fr 8.30 - 12 Uhr)

Elektrische Spannung 220 Volt/50 Hz. Leitungswasser als Trinkwasser *nicht* geeignet. Malariaprophylaxe bei ausschließlichem Aufenthalt in der Stadt nicht erforderlich.
Fahrtzeit: Flughafen - Hotel ca. 20 Min.

Barcelona
Klima: subtropisch - warm

Konsulat der Bundesrepublik Deutschland
Paseo de Gracia, 111, Barcelona, Tel. 4 15 36 96

Elektrische Spannung 220 Volt (50Hz).
Leitungswasser im Hotel ist trinkbar.
Fahrtzeit: Flughafen - Hotel ca. 35 Min.

Layover

Budapest

Klima: mitteleuropäisch - gemäßigt

Botschaft der Bundesrepublik Deutschland
Stefaniá útca 101-103 Budapest Tel. (01) - 2 51 - 89 99

Kontakt Repatriierung für ganz Ungarn:
Generaldirektion des ungarischen Landesrettungsdienstes
Bp., Róbert K. krt. 77, Tel.:   (01) - 1 20 24 70
                        Telex   22 74 45

Elektrische Spannung 220 Volt. Leitungswasser unbedenklich. Fahrtzeit: Flughafen - Hotel ca. 35 Min.

Beijing

Klima: kontinental

Botschaft der Bundesrepublik Deutschland
5, Dongyhiomenwai Daije, Sanlitun N
Tel.   5 32 21 61 oder 5 32 21 65
Visa-Abtlg: Ta Yuan Building 1/3/1 Tel. 5 32 11 81

Krankenhaus Capital Hospital (nähe Peking Hotel) auch
bekannt unter "Beijing Union Medical College Hospital",
1 Shuaifayuan Hutong; Tel. 55 37 31 Ext.372

Elektrische Spannung 220 Volt. Leitungswasser ist prinzipi-
ell *nicht* trinkbar, auch nicht im Hotel. Malariaprophylaxe
bei Aufenthalt in der Stadt nicht notwendig.
Fahrtzeit: Flughafen - Hotel ca. 25 Min.

Layover

Buenos Aires
Klima: subtropisch - warm

Botschaft der Bundesrepublik Deutschland
Vilanueva (Stadtteil Belgrano)
Tel.:   7 71 - 50 54 bis 50 59 oder 7 71 - 60 71 bis 60 73

Dr. Klaus Hasenclever (deutschsprachig), Juncal 2449
Tel.:   83 - 58 67 od. 83 - 44 68 od. 83 - 85 34

Elektrische Spannung 220 Volt (Wechselstrom)
Leitungswasser generell trinkbar, jedoch übliche
Hygienemaßnahmen.

Caracas
Klima: tropisch - heiß

Botschaft der Bundesrepublik Deutschland
Tel.   26 10 181 oder 26 11 205

Elektrische Spannung 110 Volt/60 Hz. Die in den tropi-
schen Ländern üblichen Hygienemaßnahmen empfehlenswert. Malariaprophylaxe bei Aufenthalt im Stadtgebiet nicht
erforderlich. Fahrtzeit: Flughafen - Hotel ca. 35 Min.

Damaskus
Klima: heiß - trocken im Sommer, kühl - feucht im Winter

Botschaft der Bundesrepublik Deutschland
Hanao St. , Tel.:   71 66 70 oder 71 66 72

Elektrische Spannung 220 Volt / 50 Hz. Die hygienischen Maßnahmen sind in Syrien nicht als optimal zu bezeichnen. Malariaprophylaxe bei ausschließlichem Aufenthalt in der Stadt nicht erforderlich.
Fahrtzeit: Flughafen - Hotel ca. 30 Min.

Delhi
Klima: kontinental - warm

Botschaft der Bundesrepublik Deutschland
6/50 Shanti Path, Chanakyapuri, Tel.: 60 48 61

Elektrische Spannung 220 Volt (oft schwankend). Leitungswasser ist *nicht* trinkbar. Die hygienischen Verhältnisse sind als nicht optimal zu bezeichnen. Bei Aufenthalt im Umland - Malariaprophylaxe !
Fahrtzeit: Flughafen - Hotel ca. 25-30 Min.

Hong Kong
Klima: subtropisch - warm

Konsulat der Bundesrepublik Deutschland
21st Floor United Centre, Queensway, Tel.: 5 29 88 55

Elektrische Spannung 220 Volt. Die hygienischen Verhältnisse sind teilweise als nicht optimal zu bezeichnen.
Fahrtzeit: Flughafen - Hotel ca. 30 Min.

Layover

Istanbul
Klima: subtropisch - warm

Konsulat der Bundesrepublik Deutschland
Taksim, Tel.: 1 51 54 04

Elektrische Spannung 220 Volt.
Leitungswasser ist *nicht* trinkbar.
Fahrtzeit: Flughafen - Hotel ca. 50 Min.

Jakarta
Klima: tropisch - feucht

Botschaft der Bundesrepublik Deutschland
Jl. M.H. Thamrin No. 1, Tel.: 34 95 47 / 34 95 48

Elektrische Spannung 220 Volt , 50 Hz.
Leitungswasser sollte *nicht* getrunken werden. Bei Aufenthalt in der Stadt keine Malariaprophylaxe notwendig.
Fahrtzeit: Flughafen - Hotel ca. 60 - 90 Min.

Johannesburg
Klima: subtropisches Höhenklima

Konsulat der Bundesrepublik Deutschland
Tel.:   7 25 - 15 19

Elektrische Spannung 110/220 Volt (engl. Stecker mit runden Stiften). Leitungswasser kann getrunken werden. Schwimmen nur in gefilterten Becken wg. Bilharziose !
Fahrtzeit Flughafen - Hotel ca. 20 Min.

Layover

Kairo
Klima: warmes Wüstenklima

Botschaft der Bundesrepublik Deutschland
8 B, Hasan Sabri Pascha Street, Cairo-Zamalek
Tel.:   3 40 36 87 od. 3 40 05 07 od. 3 41 82 27

Elektrische Spannung 220 Volt/ 50 Hz (schwankend).
Das Leitungswasser ist *nicht* trinkbar.
Die hygienischen Verhältnisse sind als nicht optimal zu bezeichnen. Vom Schwimmen in nicht gefilterten Becken ist abzuraten (Bilharziose).
Fahrtzeit: Flughafen - Hotel (Flughafennähe) ca. 15 Min.
Fahrtzeit: Flughafen - Stadtmitte bis zu mehreren Stunden!

Karachi
Klima: tropisch - heiß

Generalkonsulat der Bundesrepublik Deutschland
90 Clifton, Karachi
Tel.   53 10 31 / 32 od. 53 08 06   Fax: 53 24 45

Elektrische Spannung 220 Volt / 50 Hz.
Das Leitungswasser ist grundsätzlich *nicht* trinkbar. Malariaprophylaxe ist empfehlenswert. Vorsicht vor Krabbengerichten (Hepatitis - Gefahr).
Fahrtzeit: Flughafen - Hotel ca. 25 Min.

Layover

Lagos
Klima: tropisch - heiß

Botschaft der Bundesrepublik Deutschland
Eleke Crescent, Victoria Island, Lagos Tel.: 61 10 11

Elektrische Spannung 220 Volt. Leitungswasser ist *nicht*
trinkbar. Die hygienischen Verhältnisse lassen zu wünschen übrig. Malariaprophylaxe unbedingt erforderlich !
Fahrtzeit: Flughafen - Hotel ca. 60 Min.

Madrid
Klima: kontinental - warm

Botschaft der Bundesrepublik Deutschland
c/o Fortuny 8, Tel.: 4 19 91 00

Elektrische Spannung 220 Volt. Leitungswasser im Hotel ist
trinkbar. Fahrtzeit: Flughafen - Hotel ca. 60 Min.

Mexiko - Stadt
Klima: gemäßigtes Höhenklima (2280 m über NN)

Botschaft der Bundesrepublik Deutschland Tel. 545 - 66 55

Elektrische Spannung 127 Volt. Leitungswasser ist *nicht*
trinkbar. Vorsicht bei Essen auf der Straße und in kleinen
Restaurants - Montezumas Rache!
Starke körperl. Belastung durch Höhenklima und SMOG.
Fahrtzeit: Flughafen - Hotel ca. 30 Min.

Layover

Moskau
Klima: kontinentales Klima mit kalten Wintern und
warmen Sommern

Botschaft der Bundesrepublik Deutschland
Uliza Bolshaya Grusinskaya, 17
Tel.: 24 33 985

Klinik für Ausländer (teilweise englisch)
4. Dobrynsky Pereulok Nr. 4; Tel.: 2 37 38 52

Elektrische Spannung 120 / 220 Volt. Adapter (dünne Kontakte) sind erforderlich. Leitungswasser trinkbar.
Fahrtzeiten: Flughafen - Hotel ca. 45 Min.

Nairobi
Klima: warmes Höhenklima

Botschaft der Bundesrepublik Deutschland
Tel.: 2 66 61

Elektrische Spannung 240 Volt. Adapter für Schuko / 3-Polstecker erforderlich. Gelbfieberimpfung und Malariaprophylaxe erforderlich! Auftreten von Resochin - resistenter Malaria tropica. Wasser nur trinken, wenn es abgekocht ist! Meiden von Fischgerichten, da dieser vor der Zubereitung fast grundsätzlich schlecht gelagert wird.
Fahrtzeit: Flughafen - Hotel ca. 35 Min.

Layover

Rio de Janeiro
Klima: tropisch - heiß

Generalkonsulat der Bundesrepublik Deutschland
Rua Presidente Carlos de Campos, 417 - Laranjeiras
Tel.: (0 21) 3 98 - 45 91

Elektrische Spannung 110 / 220 Volt. Bei Leitungswasser
ist Vorsicht geboten. Malariaprophylaxe ist bei ausschließlichem Aufenthalt in der Stadt nicht erforderlich. Die Aedes
Mücke, die auch tagsüber sticht, überträgt das Dengue-
Fieber (eine Virusinfektion). Dengue-Fieber wie auch Lep-
tospirose tritt hauptsächlich in Gegenden mit schlechten
hygienischen Verhältnissen (z.B. Favelas) auf. Eine Imp-
fung gegen dieses Fieber ist nicht möglich. Hier hilft nur
Mückenschutz, auch am Tage, entsprechend der Malariaprophylaxe (passende Kleidung, Autan). Gelbfieberimpfung
empfehlenswert.
Fahrtzeit: Flughafen - Hotel ca. 60 Min.

Sao Paulo
Klima: tropisch warm bei teilweise kühlen Nächten

Generalkonsulat der Bundesrepublik Deutschland
Av. Brigadeiro Faria Lima, 1383 / 12.and., Sao Paulo
Tel.: (0 11) 2 58 - 35 55 oder 2 58 - 04 55

Elektrische Spannung 110 / 220 Volt. Leitungswasser ist
nicht trinkbar. Malariaprophylaxe nicht erforderlich.
Fahrtzeit: Flughafen - Hotel ca. 60 Min.

Layover

Singapur
Klima: tropisch - heiß

Botschaft der Bundesrepublik Deutschland
545, Orchard Road, # 14-01 Far East Shopping Center
(neben Hilton - Hotel) Tel.: 7 37 13 55

Elektrische Spannung 220 Volt. Leitungswasser ist absolut
sauber und kann auch aus der Leitung getrunken werden.
Rauchen ist in vielen öffentlichen Einrichtungen verboten.
Einfuhr von Tabakwaren ist grundsätzlich verboten. Emp-
findliche Strafen (SP$ 1000) auf das "Wegschnippen" von
Zigarettenkippen. Fahrtzeit: Flughafen - Hotel 20 Min.

Seoul
Klima: gemäßigt mit extremen Hitze- und Kälteperioden

Botschaft der Bundesrepublik Deutschland
4th. Fl., Daehan Building, 51-1 Namchang-dong, Chung-gu
Seoul 100; Tel. 7 26 - 71 14

Tokyo
Klima: gemäßigt - warm

Botschaft der Bundesrepublik Deutschland
4 - 5 Minami Azabu, Minato-ku, Tokyo,
Tel.   (03) 34 73 - 01 51

Elektrische Spannung 220 Volt.
Leitungswasser ist unbedenklich trinkbar.
Fahrtzeit: Flughafen - Hotel ca. 60 Min.

Raum für persönliche Notizen

Search and Rescue (SAR)

In der Bundesrepublik werden flächendeckend Hubschrauber für den SAR-Dienst vorgehalten. Durch den Beitritt zur internationalen Luftfahrtorganisation (ICAO = International Civil Aviation Organisation) ist die Bundesrepublik Deutschland seit 1956 dazu verpflichtet im Bundesgebiet und in den der Bundesrepublik zugewiesenen Seegebieten der Nord- und Ostsee Aufgaben des SAR-Dienstes zu übernehmen.

Aufgabe der SAR-Dienste ist die
- **Suche** *nach überfälligen, abgestürzten oder vermißten Luftfahrzeugen,*
- **Rettung** *der Insassen und*
- **Hilfe** *zu leisten.*

Zur Zeit (1992) sind weitere 6 SAR-Hubschrauber im Westen und 3 SAR-Hubschrauber im Osten der Bundesrepublik in das zivile Luftrettungsnetz in der Form von Rettungszentren (RZ) eingebunden.

Das Bundesgebiet ist in die SAR-Bereiche Glücksburg, Fürstenwalde und Goch unterteilt.

Der SAR-Bereich **Glücksburg** umfaßt den Seebereich der Fluginformationsgebiete Bremen und Berlin einschließlich der vorgelagerten Inseln und Halbinseln sowie den Landbereich von Schleswig-Holstein und Hamburg.

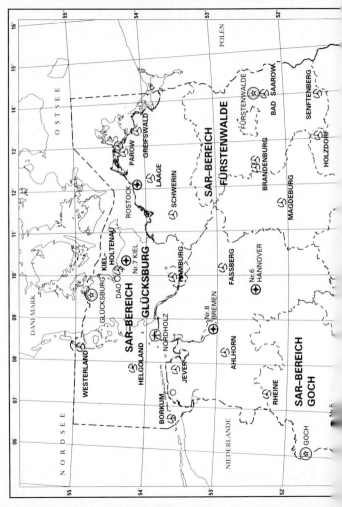

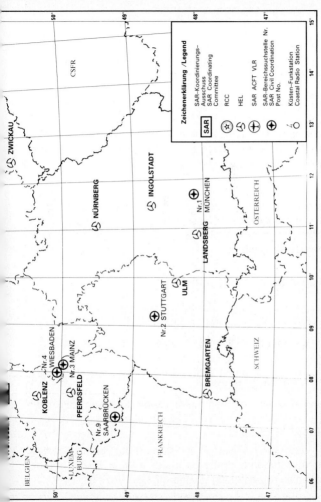

Abb. 24: *Stationierungsstandorte des Search and Rescue (SAR) in Deutschland*

Search and Rescue (SAR)

Der SAR-Bereich **Fürstenwalde** umfaßt die Landmasse des Fluginformationsgebietes Berlin.

Der SAR-Bereich **Goch** umfaßt die Fluginformationsgebiete Düsseldorf, Frankfurt und München, das innerhalb Deutschlands gelegene Teilstück von Zürich sowie den Teil von Bremen, der nicht zum SAR-Bereich Glücksburg gehört.

Für die SAR-Bereiche ist die SAR Leitstelle gleichen Namens zuständig. Sie werden bei SAR Einsätzen durch die Bundesanstalt für Flugsicherung (BFS), bei Einsätzen in Fällen dringender Nothilfe durch die anfordernde Rettungsleitstelle alarmiert.

Rufzeichen: (Flugfunk)

Bei SAR Einsätzen: aus dem Wort "RESCUE" und dem Luftfahrzeugkennzeichen (4 Ziffern), z.B. "RESCUE 5032"

Bei Einsätzen in Fällen dringender Nothilfe und bei Transportflügen mit Kranken und Verletzten: aus dem Wort "MEDEVAC" und dem Luftfahrzeugkennzeichen (4 Ziffern), z.B. "MEDEVAC 5032"

Handelt es sich bei dem Luftfahrzeug um einen Helikopter, so ist das Wort "HELICOPTER" einzufügen, z.B. "RESCUE HELICOPTER 5032"

Bei Luftrettungseinsätzen im Rahmen der Rettungszentren (RZ) der zivilen Luftrettung: aus dem Wort "SAR" und der Stationskennzeichnung (2 Ziffern), z.B. "SAR 75"

Search and Rescue (SAR)

Beachte: Die tatsächliche Reaktionszeit der SAR-Helikopter liegt zum Teil deutlich unter den Vorgaben. SAR-Kommandos benötigen tagsüber ca. 5 Minuten und in der Nacht ca. 20 - 30 Minuten bis zum Start.

Zeige Verständnis für verzögerten Start bei Nachteinsätzen. Die Besatzungen sind eine Woche rund um die Uhr im Einsatz.

Die Besatzungen besitzen eine SAR-spezifische Ausbildung von der Seeflug- über die Gebirgsflug- bis zur Instrumentenflugausbildung.

Merke: Ist für die Durchführung des Transportes eine *Arztbegleitung* erforderlich und die Bundeswehr nicht in der Lage, am Standort des Hubschraubers einen Arzt zu bekommen, so muß das anfordernde Krankenhaus bzw. die Rettungsleitstelle diesen stellen. Der Arzt kann vom Hubschrauber nach Abwicklung des Einsatzes zurückgeflogen werden.

Merke: Anforderungen an das Wetter bei Einsätzen in der Dunkelheit:

Mindestflughöhe	500 ft (150 m)
Mindestflugsicht	10000 ft (3 km)

Koordinationsfrequenz zwischen SAR und primären Rettungshubschraubern **VHF 130,70**

Search and Rescue (SAR)

SAR - Leitstelle **Goch**
Pfalzdorfer Str. 79
4180   Goch

Tel.:   0 28 23 / 33 33 od. 33 34 od. 50 91
Fax :   0 28 23 / 33 35
Telex: 81 18 55 att.SAR
Flugfernmeldenetz EDNXYCYX

SAR-Kommandos
(RZ = Rettungszentrum)

Ahlhorn	UH-1D	# 15 min / * 60 min	
Bremgarten	UH-1D	# 15 min / * 60 min	
Fassberg	UH-1D	# 15 min / * 60 min	
Hamburg	UH-1D	sofort	RZ
Ingolstadt	UH-1D	# 15 min / * 60 min	
Jever	UH-1D	# 15 min / * 60 min	
Koblenz	UH-1D	sofort	RZ
Landsberg	UH-1D	# 15 min / * 60 min	
Nörvenich	UH-1D	# 15 min / * 60 min	
Nürnberg	UH-1D	sofort	RZ
Pferdsfeld	UH-1D	# 15 min / * 60 min	
Rheine	UH-1D	sofort	RZ
Ulm	UH-1D	sofort	RZ
Würselen	UH-1D	sofort	RZ

Search and Rescue (SAR)

SAR - Leitstelle **Glücksburg**
Postfach 65
2392 Glücksburg

Tel.:   0 46 31 / 86 25
Telex: 2 27 62 att. SAR
Flugfernmeldenetz EDCAYCYX

SAR Kommandos
(RZ = Rettungszentrum)

Borkum	Seaking MK 41	# 15 min / * 60 min	
Helgoland	Seaking MK 41	# 15 min / * 60 min	
Kiel	Seaking MK 41	# 15 min / * 60 min	
Parow	Seaking MK 41	# 15 min / * 60 min	
Parow	Mi-8	sofort	RZ
Westerland	Seaking MK 41	# 15 min / * 60 min	

Search and Rescue (SAR)

SAR - Leitstelle **Fürstenwalde**
Friedensstraße
O - 1240 Fürstenwalde

Tel.:   0 33 61 / 23 33
Fax: 0 33 61 / 25 92
Telex: 16 26 47
Flugfernmeldenetz EDJFYCYX

SAR - Kommandos
(RZ=Rettungszentrum)

Bad Saarow	Mi-2	sofort	RZ
Brandenburg	Mi-8	sofort	RZ
Erfurt	Mi-8	# 15 min / * 60 min	
Holzdorf	Mi-8	# 15 min / * 60 min	
Laage	Mi-8	# 15 min / * 60 min	
Schwerin	UH-1D	sofort	RZ

Anmerkung zur
Aktivierungszeit:

sofort	= tägl.	05.30 UTC - SS
#	= Tag	05.30 UTC - SS + 30
*	= Nacht	SS + 30 - 05.30 UTC

Großraumrettungshubschrauber (GRTH)

Der GRTH (Sikorsky CH 53) eignet sich besonders, um eine größere Anzahl von Verletzten (max. 12 Liegendpatienten) unter Fortführung der Behandlung in geeignete Krankenhäuser auch in größerer Entfernung vom Notfallort zu transportieren.

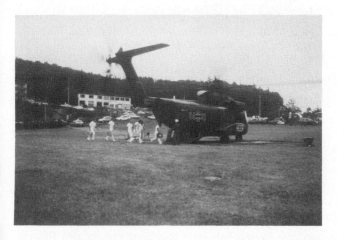

Abb. 25: *GRTH mit Alarmteam*

Eine Erstversorgung vor Ort ist ebenfalls möglich. Aufgrund des Vorlaufs von bis zu 60 Minuten innerhalb der normalen Dienstzeiten ist ein **Voralarm sinnvoll**, wenn mit einem Großschadensereignis gerechnet wird.

Großraumrettungshubschrauber (GRTH)

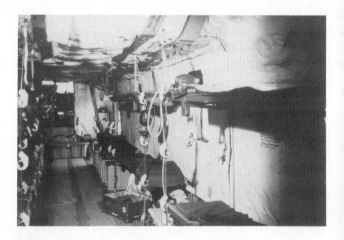

Abb. 26: *Innenraum des GRTH*

Material und Sanitätspersonal wird von der Bundeswehr in Kooperation mit Vertragskrankenhäusern gestellt. Der normale Rüstzustand des GRTH ist für 6 Verletzte geplant. Mit wenigen Handgriffen kann das Bordpersonal den Rüstzustand am Einsatzort oder während des Fluges für 12 Verletzte umrüsten. Für je zwei Patienten ist ein Kofferset nach dem ABC Schema vorhanden

- A   Arzneimittel, Blutdruckmeßgerät etc.
- B   Verbandmittel, Infusionen
- C   Beatmungszubehör

Großraumrettungshubschrauber (GRTH)

Zusätzlich sind natürlich die Tragen und Decken, 2 Vaku-ummatratzen, 6 Bergetücher und ein EKG-Sichtgerät mit Defibrillator vorhanden. Bei Vorinformation, bzw. wenn entsprechende Hinweise auf den Bedarf mehrerer EKG Sichtgeräte vorliegen, kann die Anzahl der Gerätschaften erhöht werden.

Die Rahmenbedingungen (☞ Flugwetter) für einen Einsatz sind:

- Bei Sichtflug 800 m (nachts 3 km)
- Wind unter 45 Knoten
- Landeplatz 80 x 80 m mit festem Untergrund und Behelfsbefeuerung nachts

Merke: Alarmierung ausschließlich über die SAR-Leitstelle Goch.

Standorte:

GRTH	Süddeutschland	Laupheim bei Ulm
GRTH	Westdeutschland	Mendig bei Koblenz
GRTH	Norddeutschland	Rheine / Westfalen

Übergeordnete Luftrettungsleitstelle

Beachte: **Sog. "down-wash" der Rotorblätter bei Start und Landung.** Durch den großen Abwind der Rotorblätter der CH 53 können Autos, bei denen keine Handbremse angezogen wurde, in Bewegung gesetzt oder in Gebäudenähe Fenster zugeschlagen werden. Auch können Brandherde angefacht werden.

Die Katastrophen in Ramstein und Remscheid gaben Anlaß, über verschiedene Aspekte unseres Rettungswesens nachzudenken. In Ramstein waren alle Telefonleitungen und die Funkkanäle total überlastet, so daß keinerlei Absprachen über die Versorgung von Notfallpatienten im allgemeinen und über eventuelle Patiententransporte in Verbrennungskliniken im besonderen möglich waren.

In Remscheid kam es zu Beinahe-Zusammenstößen von Rettungshubschraubern in der Luft aufgrund einer Schlechtwettersituation. Eine rechtzeitige Mitteilung, daß weitere Luftrettungsmittel nicht mehr benötigt wurden - und eine dementsprechende zentrale Einsatzsteuerung - fehlten.

Aus diesen Erfahrungen resultiert der Gedanke einer übergeordneten Luftrettungsleitstelle.

Es soll die Aufgabe der übergeordneten Luftrettungsleitstelle sein, die SAR-Einsätze und Luftrettungseinsätze bei einem Massenanfall von Verletzten zentral zu koordinieren.

Übergeordnete Luftrettungsleitstelle

Diese Luftrettungsleitstelle soll in Münster eingerichtet werden und ihren Betrieb 1995 aufnehmen. Zu diesem Zeitpunkt werden die SAR-Leitstellen Fürstenwalde und Goch aufgelöst werden. Ihre bisherigen Aufgaben sollen anschließend von der neuen SAR-Leitstelle Münster zentral übernommen werden.

Folgende Überlegungen führten zur Planung der übergeordneten Luftrettungsleitstelle. Die primär zuständige Rettungsleitstelle, die neben ihren sonstigen Aufgaben den bodengebundenen Transport Verletzter koordiniert und evtl. einen eigenen Rettungshubschrauber führt, kann bei einem Massenanfall von Verletzten bei zu geringer Besetzung leicht überfordert sein.

Eine übergeordnete Luftrettungsleitstelle sollte zu einer Arbeitsentlastung führen, den Lufttransportbetrieb bei Massenanfall von Verletzten leiten und nach den Wünschen der primär zuständigen Leitstelle koordinieren. Transporte sollen überregional abgestimmt werden, um zu verhindern, daß alle Schwerverletzten ausschließlich in die umliegenden Krankenhäuser transportiert werden.

Ein solches Vorgehen würde die Katastrophe vom Unfallort nur in die Krankenhäuser verlagern. Ein weiterer Vorteil wäre, daß über diese einzurichtende Leitstelle z.B. ausländische Hubschrauber in englischer Sprache geführt werden und deren Einsätze mit Flugsicherheitsbehörden abgestimmt werden können.

Übergeordnete Luftrettungsleitstelle

Folgende Vorgehensweise ist geplant:

Bei einem Massenanfall von Verletzten, der die vor Ort verfügbaren Rettungsmittel überfordert, sollte zukünftig der Leitstellendisponent verpflichtet sein, eine übergeordnete zentrale Luftrettungsleitstelle zu alarmieren, bei der die Daten aller in Deutschland vorhandenen Luftrettungsmittel erfaßt sind, die militärische Flugbewegungen anordnen oder einstellen lassen kann und die die Kompetenzen einer SAR-Leitstelle besitzt.

Voraussetzung ist speziell geschultes Personal und neueste computergestützte Leitstellentechnik.

Dieses vorgeschlagene Konzept wird vom Bundesgrenzschutz (BGS), vom ADAC, von der DRF, den Bundesministerien für Verkehr (BMV), des Inneren (BMI) und der Verteidigung (BMVg) unterstützt und gefördert.

Leider sieht es so aus, daß zur Zeit (1992) sich die Bundesländer nicht gemeinsam und kurzfristig darüber einigen können, ihre Kompetenzen bei zukünftigen Großschadensereignissen auf Bundesebene zu übertragen.

Raum für persönliche Notizen

Raum für persönliche Notizen

Pulsoxymetrie

Ergänzend zur EKG-Überwachung hat sich die Pulsoxymetrie zum Standard in der Notfall- und Transportmedizin entwickelt. Aufgabe dieser Überwachungsmethode ist die Aufdeckung bis dahin nicht erkannter Hypoxien in der präklinischen Transportphase. Sie stellt eine einfache apparative Hilfe zur Beurteilung der initialen und kontinuierlichen Sauerstoffsättigung des Patienten durch noninvasive Messung dar. Ihr Einsatz führt somit zu einer therapeutischen Konsequenz und ist den bisherigen und ergänzenden Maßnahmen zur Beurteilung der Oxygenierung:

❑ Auskultation
❑ Hautkollorit
❑ Beatmungsdrücke

hinzuzufügen.

Unser Ziel muß die ausreichende Oxygenierung des Patienten sein. Wie bereits am Anfang des Buches (☛physikalische Parameter) erläutert wurde, gelten unter Flugbedingungen physikalische Besonderheiten, die es zu beachten gilt. Die Abnahme des atmosphärischen Druckes ist das physikalische Kernproblem des Lufttransportes.
Während diese Problematik während des Transportes mit Helikoptern aufgrund der geringen Flughöhen in der Regel nicht zum Tragen kommt, ist sie bei Transporten mit Flächenflugzeugen durchaus präsent, da die physiologischen Auswirkungen auf den Organismus erheblich sein können.

Pulsoxymetrie

1. Der Luftdruck der Umgebungsatmosphäre nimmt mit zunehmender Flughöhe ab.

2. Der gefallene Kabinendruck führt zu einer Abnahme des
   - $p_{alv}O_2$ (alv. Sauerstoffpartialdruck)
   - $p_{art}O_2$ (art. Sauerstoffpartialdruck)
   - SaO_2 (Sauerstoffsättigung)

3. Je geringer der Kabinendruck durch steigende Flughöhe, um so höher muß der notwendige Sauerstoffanteil (O_2) in der Raumluft sein, um einen normalen $p_{art}O_2$ zu erhalten.

Beispiel:

In einer normalen Druckkabine herrschen während des Fluges in der Regel Verhältnisse wie in 2100 m (7000 ft.) Höhe. Der Barometerdruck liegt bei 560 mmHg. Nach Abzug der Wasserdampfspannung von 47 mmHg verbleibt ein inspiratorischer pO_2 von 114 mmHg (560-47 mmHg x 0,21 Vol% O_2). Dieser Wert entspricht einem arteriellen pO_2 Wert von etwa 60 mmHg. Bei dieser Sauerstoffspannung ist noch eine Sauerstoffsättigung von 90 % zu erwarten. Beim respiratorisch gesunden Patienten ist dieser Sättigungsabfall harmlos und ohne therapeutische Konsequenz. Bei Patienten mit einer respiratorisch kompensierten Insuffizienz unter Spontanatmung kann der Abfall des pO_2 und der daraus resultierende Abfall der O_2-Sättigung allerdings schon zur Dekompensation führen (☛ physikalische Grundlagen).

Pulsoxymetrie

Die Bedeutung der Pulsoxymetrie für die Transportüberwachung in der Flugmedizin dürfte offensichtlich sein. Die diagnostische Möglichkeit muß eine wesentliche Verbesserung der Wahl, Kontrolle und Handhabung der Therapie nach sich ziehen. Allerdings wird die Anwendung durch folgende Umstände eingeschränkt.

- Meßfehler durch mangelnde Perfusion, Hypothermie, Zentralisation, Pigmentierung, Farbstoffe (z.B. Nagellack), elektromagnetische Wellen, Anatomie des Meßortes (dicke oder wulstige Finger).

- Überschätzung der angezeigten Werte bei vorliegendem CO-Hb (Raucher, Rauchgasinhalation) oder MetHb (bestimmte Lokalanästhetika oder Nitropräparate).

- Anämische Hypoxien können mit der Pulsoxymetrie nicht erfaßt werden, da die Sauerstoffsättigung der verbleibenden Hämoglobinmoleküle im Normbereich liegt, ihre Anzahl aber vermindert ist.

Pulsoxymetrie

Praxis: Der Pulsoxymeter muß einfach in der Handhabung sein und gute Ergebnisse bei Störungen durch Bewegungsartefakte und Minderperfusion erzielen. Er muß einen Akku mit ausreichender Betriebsdauer (mind. 10 Std.) und ein ausreichend langes und flexibles Sensorkabel besitzen.

Merke: Die pulsoxymetrisch gewonnene Sauerstoffsättigung ist ähnlich dem arteriellen O_2-Partialdruck zu bewerten. Respiratorische Störungen werden erkannt, alle sonstigen Veränderungen des O_2-Status hingegen nicht.

Merke: Bei einer hypoxischen Hypoxämie ist ein Wert der Sauerstoffsättigung von unter 90% als fakultativ, ein Wert unter 75% als obligatorisch therapiebedürftig anzusehen.

Beatmungsgeräte

Das Beatmungsgerät in der Luftrettung muß folgende Ansprüche erfüllen:

- ❏ Einfach zu bedienen
- ❏ Übersichtliche Bedienungs- und Kontrollarmaturen
- ❏ Handlichkeit des Gerätes
- ❏ Mobilität für externen Gebrauch
- ❏ kleine Dimensionen
- ❏ geringes Gewicht

Unabhängig vom Beatmungsgerät sei an dieser Stelle nochmals darauf hingewiesen, daß sich eingeschlossene Gasvolumina mit abnehmendem Luftdruck ausdehnen. Somit gehört zu jedem Beatmungsgerät ein Cuffdruck Messer. Während der Startphase nimmt der Cuffdruck zu und muß entsprechend entlastet werden. Während der Landung gilt die umgekehrte Handlungsweise. Des weiteren sollte eine Magensonde gelegt sein, da eventuell vorhandene Luft aus dem Gastrointestinaltrakt so entweichen kann und durch Verminderung des intraabdominalen Druckes zur Verbesserung der Atmung führt.

Beatmungsgeräte

Den Anforderungen im Luftrettungsdienst entsprechend, muß hier zwischen Respiratoren, die den Regelanforderungen entsprechen, und speziellen Respiratoren, deren Möglichkeiten darüber hinausgehen, unterschieden werden.

In der primären Luftrettung mittels RTH sind die in Gebrauch befindlichen Beatmungsgeräte größtenteils funktionell ausreichend. Bei sekundären Luftrettungseinsätzen ist allerdings häufig mit Patienten zu rechnen, die über weite Strecken mit einem speziellen pulmonalen Problem transportiert werden müssen. In diesen Fällen sind die üblichen Beatmungsgeräte nicht ausreichend.

Die Beatmungsgeräte mit dem größten Verbreitungsgrad sind der OXYLOG® von Dräger und der MEDUMAT® von Weinmann. Beide Geräte benötigen Atemgas zum Antrieb und arbeiten volumenkonstant und zeitgesteuert. Ihr Vorteil liegt in der einfachen Handhabung und der hohen Mobilität. Das Atem-Zeit-Verhältnis ist beim OXYLOG® konstant (1:1,7), beim MEDUMAT® electronic variabel wählbar (1:1 bis 1:3). Zwei F_iO_2 Betriebsarten sind bei beiden Geräten wählbar (F_iO_2 1,0 oder F_iO_2 0,5). Beide Geräte sind in der Primärrettung (RTH) weit verbreitet und werden den anfallenden Beatmungsindikationen in der Regel gerecht. Soweit keine pulmonalen Probleme des Patienten vorliegen, sind sie auch in der Sekundärrettung (AHS und Flugzeug) einsetzbar.

Beatmungsgeräte / Vakuummatratze

Für Patienten mit respiratorischer Problematik sind aber andere Geräte zur Transportbeatmung notwendig. Diese Geräte müssen die Möglichkeiten zur Einstellung folgender Parameter bieten:

❑ PEEP über +10 cm H_2O

❑ reduzierter inspirat. Flow

❑ umgekehrtes Atem-Zeit-Verhältnis

(inverse ratio)

(z.B. I:E = 2:1)

❑ F_iO_2 Einstellung variabel

❑ AF und AZV variabel

Indikationen für den Betrieb Beatmungsgeräte dieser Art sind z.B. das ARDS und Barotraumen.

Vakuummatratze

Die Vakuummatratze ist kein neues Hilfsmittel und dürfte den meisten Lesern bekannt sein. Es befinden sich jedoch unterschiedliche Fabrikate im Gebrauch, deren Unterschiede vorwiegend in der Breite der Matratze liegen.
Die Vakuummatratze sollte in der Luftrettung als ständige Unterlage benutzt werden. Aufgrund ihrer Materialbeschaffenheit dämpft sie nicht nur Schwingungen der Trage, sondern mildert durch exakte Schienung Horizontal-, Vertikal- und Querbeschleunigungen (☞ physikalische Grundlagen), die sich ansonsten stärker auf den Körper fortpflanzen würden.

Vakuummatratze / Schaufeltrage

Merke: Der Kopf des Patienten soll immer auf der Ventil-
seite zu liegen kommen. Dies erleichtert das
Nachsaugen während des Fluges.

Merke: Insbesondere bei einem Hubschraubertransport
ist die Matratze an den Füßen ganz schmal anzu-
formen.

Schaufeltrage

Auch die Schaufeltrage dürfte den meisten Lesern bekannt
sein. Aufgrund ihrer Leichtbauweise gewährleistet sie eine
stabile Lagerung des Patienten bei geringem Eigengewicht.
Sie führt bei sachgerechter Anwendung zu einer Reduzie-
rung des Transportrisikos und minimiert die Manipulationen
am Patienten.

Merke: An der kopfseitigen Verriegelung werden leicht
Haare des Patienten eingeklemmt. Arbeite des-
halb langsam und behutsam.

Druckkammern

Die Druckkammer ist ein komplett ausgerüsteter Druck-
behälter zur Dekompression (☛physikalische Grundlagen)
von Patienten. Sie ist als stationäre und als transportable
Einheit verfügbar. Der eigentliche Behandlungsort für
Druckfallerkrankungen ist jedoch die stationäre Druckkammer. Es sollte ein Standort zur Behandlung ausgesucht
werden, der den kürzesten Transportweg des Patienten
gewährleistet und sich in Flughafennähe befindet. Um den
Patienten zur endgültigen Behandlung zu einer Druckkam-
mereinheit zu transportieren, stehen an verschiedenen
Standorten transportable Druckkammern zur Verfügung.
Die Standorte sind der nachfolgenden Tabelle zu entneh-
men.

Da für Transporte mit einer mobilen Druckkammer zusätzliches Personal und Gerät mit einem Gesamtgewicht von
ca. 600 kg befördert werden muß und die Druckkammer
eine Einstiegsöffnung von mindestens 85 cm Breite benötigt, sind der Lear Jet 24 und die BO 105 für einen solchen Einsatz nicht geeignet. Auch der Lear Jet 35 ist nur
mit erheblichem technischen Aufwand für den Druckkam-
mertransport umrüstbar.

Der Lear Jet 55 und die Challenger werden den Anforderungen gerecht. Für kürzere Wege ist ein SAR-Hubschrauber vom Typ Bell UH-1D (Bell 205) ausreichend.

Druckkammern (mobil)

1000 Berlin 13
Feuerwehr
Nikolaus Groß Weg; Tel.: 0 30 / 3 87 63 52

2972 Borkum
Bundesmarine
Marinestützpunkt; Tel.: 0 49 22 / 8 21 25 - 3 01, - 3 09

8204 Brannenburg
Bundesluftwaffe
Karfreitkaserne; Tel.: 0 80 34 / 86 01 - 3 58, - 3 51

2850 Bremerhaven
Landesfeuerwehrschule
Zur Hexenbrücke 12; Tel.: 04 71 / 2 70 35, - 36

7520 Bruchsal
Landesfeuerwehrschule
Steinackerstr. 47; Tel. 0 72 51 / 1 60 66 od. 7 93 40

2817 Dörverden
Bundesheer
Niedersachsenkaserne; Tel.: 0 42 34 / 10 11 14 - 3 32, - 2 44

4600 Dortmund-Lindenhorst
Feuerwache 2
Lütge Heide Str. 70; Tel.: 02 31 / 8 45 - 1

Druckkammern (mobil)

2330 Eckernförde-Nord
Bundesmarine
Am Ort 6; Tel.: 0 43 51 / 8 10 41 - 25 61,- 27 78,- 21 11,- 21 05

8851 Ellgau
Kraftwerk Ellgau; Tel.: 0 82 73 / 22 72

2114 Eversen
Taucher Heros GmbH & Co. KG
Lärchenweg 1; Tel.: 0 40 / 2 51 48 55

2390 Flensburg - Mürwik
Bundesmarine
Swinemünder Straße; Tel.: 04 61 / 8 10 - 23 79,- 23 51

6000 Frankfurt/Main
Feuerwache 3
Heinrichstr. 8; Tel.: 0 69 / 4 75 - 0

8781 Gemünden
Pumpspeicherwerk Langenprozelten; Tel.: 0 93 51 / 84 32

6300 Gießen
Feuerwehr
Steinstr. 1; Tel.: 06 41 / 3 06 27 20

5800 Hagen
Feuerwehr
Bergischer Ring 87; Tel. 0 23 31 / 37 40

Druckkammern (mobil)

2000 Hamburg
Harms Bergung GmbH
Vorsetzen 54; Tel.: 0 40 / 31 13 16

4700 Hamm
Feuerwehr
Sedanstr. 2; Tel.: 0 23 81 / 2 90 44

3000 Hannover
Feuerwehr
Feuerwehrstr. 1; Tel.: 05 11 / 12 34 - 2 17

7100 Heilbronn-Neckargartach
Wasserschutzpolizei
Böckinger Str. 111; Tel.: 0 71 31 / 4 12 52 od.
06 21 / 1 74 - 37 60

8070 Ingolstadt
Bundeswehr
Manchinger Straße, Block 55; Tel.: 08 41 / 6 20 61- 5 35

5400 Koblenz
Feuerwehr
Schlachthofst. 212; Tel.: 02 61 / 4 60 41

7750 Konstanz
Wasserschutzpolizei
Seestr. 33a; Tel.: 0 75 31 / 2 09 - 3 43 od.
06 21 / 1 74 - 37 60

Druckkammern (mobil)

4150 Krefeld
Bundeswehr
'Rheinhafen 93 - 95; Tel.: 0 21 51 / 57 12 12 - 1 85

2400 Lübeck
Bundesgrenzschutz
Ratzeburger Landstr. 4; Tel.: 04 51 / 5 04 - 1, - 3 61

6800 Mannheim
Wasserschutzpolizei
Werfthallenstr. 41; Tel.: 06 21 / 2 28 91 od. 1 74 - 37 60

4950 Minden
Bundeswehr
Herzog v. Braunschweig Kaserne; Tel.: 05 71 / 59 11 - 5 14

8000 München
Bundeswehr
Cosimastr. 60; Tel.: 0 89 / 9 57 14 - 4 60, - 4 61
Domagstr. 33;   Tel.: 0 89 / 32 60 91 - 2 52
Feuerwehr
Anzinger Str. 41; Tel.: 0 89 / 23 80 61

5450 Neuwied
Bundeswehr
General Henke Kaserne; Tel.: 0 26 31 / 2 70 84 - 49

8500 Nürnberg
Feuerwehr
Regenstr. 4; Tel.: 09 11 / 64 18 - 1

Druckkammern (mobil)

8136 Percha
Bundeswehr
Schiffbauerweg 12; Tel.: 0 81 51 / 89 203 od. 27 30

8200 Rosenheim
Bundesgrenzschutz
Burgfriedstr. 34; Tel.: 0 80 31 / 8 80 - 74, -75, -76, -22

2380 Schleswig
Bundeswehr
An der Freiheit 13; Tel.: 0 46 21 / 82 - 2 90

3016 Seelze 5
Fa. Tauchmayer
Lohnder Str. 29d; Tel.: 0 51 37 / 20 29

5107 Simmerath
Katastrophenschutz
Kranzbruchstraße; Tel.: 0 24 73 / 70 78 od. 70 79 od. 70 00

5205 St. Augustin 2
Bundesgrenzschutz
Richthofenstr. 52; Tel.: 0 22 41 / 2 38 - 3 52, abends - 3 55

7000 Stuttgart
Feuerwehr
Mercedesstr. 35; Tel.: 07 11 / 5 06 61
DLRG
Mühlhäuser Str. 305; Tel.: 07 11 / 53 50 51

Druckkammern (mobil)

8266 Töging
Innwerk AG
Werkstr. 1; Tel.: 0 86 31 / 90 12 44

7900 Ulm
Bundeswehrkrankenhaus
Oberer Eselsberg 40; Tel.: 07 31 / 1 71 - 1, - 22 85, - 22 86

8391 Untergriesbach
Kraftwerk Jochenstein; Tel.: 0 85 91 / 3 68

2940 Wilhelmshaven
Bundesmarine
Marinestützpunktkdo.; Tel.: 0 44 21 / 3 06 71 - 45 70, - 45 17

2090 Winsen
Bundesgrenzschutz
Hamburger Str. 81; Tel.: 0 41 71 / 20 81 od. 20 82

Druckkammern (stationär)

1000 **Berlin** 20
DLRG
Am Pichelsee 20/21; Tel.: 0 30 / 3 62 30 24

2850 **Bremerhaven**
Bugsier Reederei-u. Bergungs AG
Schuchmannplatz; Tel.: 04 71 / 4 30 84
Tauchbetrieb Helgoland
An der Packhalle VI; Tel.: 04 71 / 7 54 88
                        abends 0 47 25 / 72 53

2212 **Brunsbüttel**
Wasser und Schiffahrtsamt
Schleuseninsel; Tel.: 0 48 52 / 8 01 13 34

4100 **Duisburg**
St.Josef Hospital
Ahrstr. 100; Tel.: 02 03 / 80 01 - 1, - 3 35

2230 **Eckernförde** - Nord
Marinewaffenschule
Am Ort 6; Tel.: 0 43 51 / 8 10 41 - 27 12, - 27 13,
                  abends - 21 05

6000 **Frankfurt** 60
BG Unfallklinik
Friedberger Ldstr. 430; Tel.: 0 69 / 4 75 - 0

Druckkammern (stationär)

8080 Fürstenfeldbruck
Flugmedizinisches Institut der Luftwaffe
Marseillestraße;   Tel.: 0 81 41 / 96 21, App. 65 01 od. 65 02

2192 Helgoland
Biologische Anstalt; Tel.: 0 47 25 / 79 - 2 35 , abends 79 - 1

2300 Kiel
Howaldswerke Deutsche Werft AG
"Begleitschiff Pegasus II"; Tel.: 04 31 / 7 00 43 33 od. 73 14 73
Schiffahrtsmedizinisches Institut der Marine
Kopperpahler Allee 120;   Tel.: 04 31 / 5 43 91 - 17 11, -17 15

5000 Köln 90
DFVLR Institut für Flugmedizin
Linder Höhe;   Tel.: 0 22 03 / 6 01 - 1, - 31 82, - 31 72

6500 Mainz
Universitätsklinik
Langenbeckstr. 1;   Tel.: 0 61 31 / 17 - 73 66 nachts 17 - 1

7996 Meckenbeuren
Bodensee Taucher GmbH
Schillerstr. 38; Tel.: 0 75 42 / 4 56

8000 München 80
Feuerwache 5
Anzinger Str. 41; Tel.: 0 89 / 23 80 61

Druckkammern (stationär)

2430 Neustadt
Techn. Marineschule
Wiecksbergstr. 54/1; Tel.: 0 45 61/ 60 54 - 3 59,
                                        abends - 4 25

5500 Trier
Praxis Dr. J.Reusch
Saarstr. 16; Tel.: 06 51/ 7 48 44
Wehrtechn. Dienststelle für Kfz./Panzer -Bundeswehr-
Grüneberg; Tel.: 06 51 / 2 20 31

7770 Überlingen
städt. Krankenhaus
Härlenweg 1; Tel.: 0 75 41 / 1 92 22

7900 Ulm
Bundeswehrkrankenhaus
Oberer Eselsberg 40; Tel.: 07 31 / 1 71 - 1
                                        abends - 22 85, - 22 86

2940 Wilhemshaven
Marinestützpunktkdo.; Tel.: 0 41 71 / 3 06 71 - 45 70
                                        abends - 45 17

2090 Winsen
Bundesgrenzschutz
Hamburger Str. 81; Tel.: 0 41 71 / 20 81, 20 82

8700 Würzburg
DLRG
Seiler Str. 5; Tel.: 09 31 / 70 30 11 od. 1 92 22

DIN Normen

Seit 1988 liegt in der Bundesrepublik eine DIN-Norm für Luftrettungsfahrzeuge vor. Sie orientiert sich an der für RTW geltenden DIN. Es gilt für den Rettungshubschrauber die DIN 13 230 (RTH) und für das Ambulanzflugzeug die DIN 13 234 (AFZ). Es sei darauf hingewiesen, daß in der DIN Norm flugtechnische und medizinische *Minimalforderungen* festgelegt sind.

Vergleich Notarztwagen/Rettungshubschrauber

Notarztwagen

Vorteil: Gute räumliche und technische Voraussetzung für Behandlung und Transportüberwachung, gute Lagerungsmöglichkeit

Nachteil: Lange Transportzeiten, starke Erschütterungen

Rettungshubschrauber

Vorteil: Rascher Transport in Schwerpunktklinik, schonender Transport unabhängig vom Gelände

Nachteil: Eingeschränkte Behandlungsmöglichkeit und erschwerte Überwachung während des Fluges, Lagerung erschwert

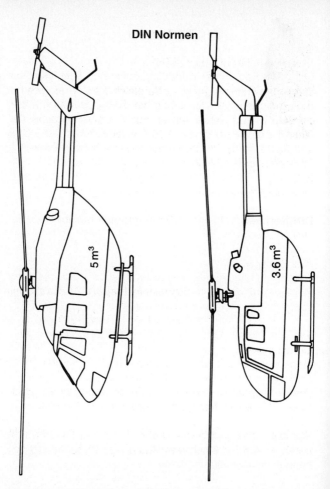

Abb. 27: *Rauminhalt BK 117/BO 105*

DIN Normen

Rettungshubschrauber (RTH)

Die Raumminima haben im Vergleich zum Notarztwagen beträchtliche Einschränkungen hinnehmen müssen. Die in der Primärrettung eingesetzten Hubschraubertypen erfüllen diese Norm. Die MBB BO 105 C oder MBB BO 105 CBS läßt trotzdem nur einen geringen Handlungsspielraum bei Therapiebedarf während des Fluges. Die Bell 412, Bell 212 oder BK 117 sind leistungsstärkere Hubschrauber einer neuen Generation mit mehr Raumangebot.

DIN-Normen
DIN 13 230 (Auszüge)

Krankenraum

Der Krankenraum muß mindestens folgende Maße aufweisen:
> Grundmaß 265 cm x 150 cm, Höhe 130 cm

Der Krankenraum muß Transportmöglichkeiten für mindestens zwei liegend zu transportierende Patienten bieten. Er muß so gestaltet sein, daß die Behandlung eines Notfallpatienten während des Fluges möglich ist, auch wenn ein zweiter Patient mittransportiert wird.

Für das medizinische Personal muß am Kopfende in Körperlängsachse ausreichend Raum zur Durchführung vorhanden sein.

Ausstattung für Beatmung

lfd.Nr.	Stück	Bezeichnung	Bemerkung
1	10	Tubus zum Freihalten der oberen Atemwege	Oro: 00,0,1,3,4 mm Naso: CH 12,18,24 30,34
2	1	Sekretabsaugpumpe	tragbar, Sog 0,3 bar
3	2	Absaugkatheter	CH 8
2		(Einmal, steril)	CH 12
	4		CH 18
4	1	Frischluftbeatmungs-gerät mit Nichtrück-atmungsventil für Erwachsene	
5	1	Frischluftbeatmungs-gerät mit Nichtrück-atmungsventil für Neugeborene	
6	1	Automatisches Beatmungsgerät	
7	4	Atemmaske	Größe 0,1,2,5
8	1	Sauerstoffanlage	1000 l entspannter Sauerstoff
9	1	Sauerstoffflasche	200 l entspannter Sauerstoff

Ärztliche Ausstattung

lfd.Nr.	Stück	Bezeichnung
1	1	Notarzt - Koffer Atmung
2	1	Notarzt - Koffer Kreislauf
3	1	EKG - Sichtgerät batteriebetrieben, zur Dauerüberwachung geeignet, tragbar, systemverträglich
4	1	Defibrillator, mit eingebautem Monitor batteriebetrieben, gegebenenfalls mit Schrittmacher, tragbar, zur Defibrillation und externen Stimulation geeignet

Ambulanzflugzeuge (AFZ)

Ambulanzflugzeuge stehen für zwei Aufgabenbereiche zur Verfügung:

❑   risikoarmer Krankentransport
❑   Interhospitaltransport von Intensivpatienten

Für den Bereich des luftgebundenen Krankentransportes in Flächenflugzeugen ist die DIN 13234 ausreichend und läßt genügend Spielraum zur Ausstattung der Ambulanzflugzeuge. Für den Bereich der Intensivverlegung per Lufttransport ist diese Richtlinie allerdings nicht adäquat.

Die Innenmaße, wie sie die DIN 13234 festlegt, orientieren sich an den Abmessungen des LEAR 35. Fordert man allerdings, daß der Patient von allen Seiten zugänglich sein muß (im bodengebundenen Rettungsdienst eine Selbstverständlichkeit), bzw. daß das medizinische Personal aufrecht stehen arbeiten kann, so sind die Vorgaben der DIN schon nicht mehr ausreichend. Ein größeres Raumangebot, über die Vorgaben der DIN hinausgehend, ist zu fordern. Das entsprechende Raumangebot weist die BAe 125-800 oder die CL 600 "Challenger" auf. Bei diesen Mustern ist das Einladen des Patienten aufgrund des Platzangebotes auch wesentlich ungefährlicher.

Ambulanzflugzeuge (AFZ)

Kommentar: Während die medizinische Ausstattung bis zum Schreibblock mit Kugelschreiber erfaßt ist, so wird die geforderte Ausbildung des Arztes den Erfordernissen und Anforderungen an einen Notfallmediziner nicht gerecht. Der Arzt muß nach Meinung der Autoren über eine langjährige Erfahrung (mind. drei Jahre) in der Intensiv- und Notfallmedizin verfügen und über die Gelegenheit, diese regelmäßig in seiner täglichen ärztlichen Tätigkeit zum Zeitpunkt der Durchführung des Fluges praktisch anwenden zu können.

Ambulanzflugzeuge (AFZ)

Richtlinie über die Durchführung von Ambulanzflügen

1. Geltungsbereich
1.1 Diese Richtlinie gilt für Ambulanzflüge, die mit Flugzeugen in der Bundesrepublik Deutschland oder im grenzüberschreitenden Verkehr durchgeführt werden.
1.2 Ambulanzflüge sind Lufttransporte von schwer erkrankten oder verletzten Personen, die bereits (in einem Krankenhaus) von einem Arzt versorgt wurden, lufttransportfähig sind und zur Weiterbehandlung in ein Krankenhaus der Bundesrepublik Deutschland gebracht werden.
1.3 *Durchführung*
Ambulanzflüge dürfen nur von solchen Luftfahrtunternehmen oder Organisationen durchgeführt werden, die Genehmigungen nach § 20 Abs. 1 LuftVG oder entsprechende Genehmigungen von Drittstaaten besitzen oder als in der Bundesrepublik Deutschland anerkannte gemeinnützige Einrichtung eine entsprechende karitative Aufgabe (Selbstkostenflüge) wahrnehmen.
1.4 Schwer erkrankte oder verletzte Personen sind solche, auf die eine oder mehrere der nachstehend aufgeführten Diagnosen oder andere, diesen vergleichbar, schwere Krankheitsbilder zutreffen:
1.4.1 Zustand nach frischem Herzinfarkt
1.4.2 Zustand nach frischem apoplektischen Insult
1.4.3 akute Herz-, Lungen-, Leber- und Nierenerkrankungen

Ambulanzflugzeuge (AFZ)

1.4.4 innere Blutungen

1.4.5 akute Verbrennungen 2. und 3. Grades von mehr als 15% der Körperoberfläche

1.4.6 akute posttraumatische Hirnschäden und Querschnittslähmungen

1.4.7 noch nicht endgültig chirurgisch versorgte komplizierte Frakturen

1.4.8 polytraumatisierte Unfallopfer im akuten Stadium

1.4.9 infektiöse Erkrankungen mit Isolierbedürftigkeit

2. *Flugbetriebliche Anforderungen*
richten sich nach den in der Bundesrepublik Deutschland geltenden Vorschriften für den Betrieb von Flugzeugen in Luftfahrtunternehmen.

2.1 Das Ambulanzflugzeug muß für Flüge nach den Instrumentenflugregeln ausgerüstet sein und soll grundsätzlich über eine Druckkabine verfügen.

3. Flugbesatzungen

3.1 Der verantwortliche Flugzeugführer eines Ambulanzflugzeuges muß mindestens die Erlaubnis als Berufsflugzeugführer und die erforderlichen Berechtigungen - insbesondere die Instrumentenflugberechtigung - besitzen.

3.2 Alle Flüge sind mit einem zweiten Flugzeugführer durchzuführen, der eine Erlaubnis als Berufsflugzeugführer und die erforderlichen Berechtigungen - insbesondere die Instrumentenflugberechtigung besitzen muß.

Ambulanzflugzeuge (AFZ)

4.   *Medizinisches Personal*

4.1   *Arzt*

Jeder Ambulanzflug muß von einem notfallmedizinisch ausgebildeten Arzt begleitet werden, der in der Lage ist, die an Bord befindlichen medizinischen Geräte sachgerecht und eigenverantwortlich anzuwenden. Er muß in den lebensrettenden Sofortmaßnahmen geschult sein und darüber hinaus die erforderlichen flugmedizinischen Kenntnisse besitzen.

4.2   *Helfer des Arztes*

Neben dem Arzt muß ein notfallmedizinisch ausgebildeter Angehöriger eines medizinischen Assistenzberufes an Bord sein. Er muß während des Fluges die erforderlichen pflegerischen Maßnahmen ausführen, qualifiziert sein, lebensbedrohliche Situationen zu erkennen und die nichtärztlichen lebensrettenden Sofortmaßnahmen fachgerecht durchzuführen. Er muß ferner mit den Auswirkungen des Fliegens auf den menschlichen Organismus im allgemeinen und auf Verletzte und Kranke im besonderen (Beschleunigung und Vibration, Druckschwankungen und Höhe, Sauerstoffmangel und Lärm) vertraut sein.

5.   Beschaffenheit und Ausrüstung des Ambulanzflugzeuges

5.1   *Patientenkabine*

5.1.1   *Maße*

Die lichte Innenhöhe der Patientenkabine muß mindestens 130 cm, die lichte innere Länge mindestens 265 cm und die lichte innere Breite mindestens 150 cm betragen.

Ambulanzflugzeuge (AFZ)

Dabei muß die Krankentrage von einer Seite zugänglich sein. Bei gleichzeitiger Beförderung von mehreren Patienten dürfen diese nicht übereinandergelagert werden. Der Raum zwischen den Tragen muß mindestens 45 cm betragen. Außerdem muß im Bereich von Kopf und Oberkörper des Kranken seitlich neben der Trage ein Betreuungsraum von mindestens 60 cm Breite vorhanden sein (Versetzung der Tragen zueinander).

5.2 *Einladeöffnung*

Die Einladeöffnung sollte so beschaffen sein, daß der Patient in horizontaler Lage liegend auf einer nach ärztlicher Indikation geeigneten Trageeinrichtung leicht durch die Öffnung der Kabine gebracht werden kann.

5.3 *Lagerung des Patienten*

Die Einrichtung zur Lagerung des Patienten muß durch Halterungen im Flugzeug fixiert werden können. Diese Halterungen müssen den Forderungen entsprechen, die zum Nachweis der Lufttüchtigkeit zugrunde gelegt worden sind. Die Einrichtung muß mit Anschnallgurten versehen sein und eine liegende Beförderung des Patienten sicherstellen.

5.4 *Heizung und Belüftung*

Im Krankenraum muß stets eine Temperatur von mindestens +18° C erreicht und gehalten werden können. Außerdem muß eine zugfreie Belüftung vorhanden sein.

5.5 *Beleuchtung*

Außer einer blendkontrollierten, tageslichtähnlichen Allgemeinbeleuchtung muß ein Punktscheinwerfer so montiert sein, daß am Notfallpatienten eine Kreisfläche von etwa 100 mm Durchmesser beleuchtet werden kann. Ein Handscheinwerfer ist zusätzlich mitzuführen.

5.6 *Hygiene*

Alle Innenflächen einschließlich der Einbauten und des gleitsicheren Bodenbelages sollen unter Verwendung von möglichst glattflächigen Werkstoffen (spezielle Überzüge oder Auflagen für Sitze bzw. Teppichboden) für eine Reinigung leicht zugänglich, abwaschbar und zur Desinfektion geeignet sein.

6. *Ausrüstung des Ambulanzflugzeuges*

6.1 *Sanitäre Einrichtung*

In der Kabine sollte eine teilbare Toiletteneinrichtung vorhanden sein, die die Körperausscheidungen sowohl der Besatzung als auch des Patienten aufnimmt.

6.2 Außerdem müssen ein Wasservorrat von 20 l sowie ein entsprechender Abwasserkanister mitgeführt werden.

7. *Medizinische Ausstattung*

7.1 In der Kabine müssen folgende medizinische Geräte betriebsbereit vorhanden sein:

Ambulanzflugzeuge (AFZ)

7.1.1 Beatmungssystem mit bordunabhängiger Sauerstoffquelle, das die Möglichkeit der Einstellung der Sauerstoffkonzentration bietet.

7.1.2 Frischluft-Beatmungsgerät (Beatmungsbeutel mit Anschlußmöglichkeit zur Sauerstoffbeigabe)

7.1.3 Intubationsbesteck

7.1.4 Absauggerät mit mindestens 3 m Wassersäule bei 26 l/min. und stoßweisem Absaugen mit verschiedenen Absaugkathetern.

7.1.5 Blutdruckmeßgerät

7.1.6 Infusionslösungen und Infusionsbesteck

7.1.7 Punktionsmaterial für periphere und zentrale Venen

7.1.8 Verbandmaterial inkl. Spezialmaterial für Verbrennungen

7.1.9 Fixations- und Schienenmaterial

7.1.10 Vakuummatratze

7.1.11 Injektionsmaterial

7.1.12 chirurgisches Taschenbesteck (für Blutstillung, Venenfreilegung, Not-Pleuradrainage, Coniotracheotomie)

7.1.13 Magensonden

7.1.14 EKG-Sichtgerät (geeignet zur Dauerüberwachung)

7.1.15 Defibrillator (zur externen Defibrillation mit Schrittmacher)

7.1.16 Otoskop

7.2 Die Ausstattung ist für alle Altersklassen sicherzustellen.

7.2.1 Sie muß sowohl im Flugzeug als auch außerhalb verwendet werden können.

Ambulanzflugzeuge (AFZ)

7.3 Wünschenswerte Zusatzausstattung:
7.3.1 Beatmungs- und Narkosegerät anstelle des geschlossenen Beatmungssystems
7.3.2 Reanimationskoffer für Säuglinge und Kleinkinder
7.3.3 Inkubator
7.4. Verbandmaterial und allgemeine Pflegeutensilien
7.4.1 Verbandmull und Wundkompressen (steril)
7.4.2 Sterile Tupfer
7.4.3 Tupfer zur Hautdesinfektion
7.4.4 Mullbinden
7.4.5 Zellstoff in ausreichender Menge
7.4.6 Heftpflasterspule
7.4.7 Einmal-Wäsche
7.4.8 Moltex-Tücher
7.4.9 Urinflasche mit Verschluß
7.4.10 Katheter
7.4.11 Mundkeil
7.4.12 Zungenzange
7.4.13 Nierenschale
7.4.14 Brechbeutel
7.4.15 vier Schutzmäntel
7.4.16 Taschenlampe
7.4.17 Schreibblock mit Kugelschreiber

8. *Arzneimittel*
8.1 Für den Einsatz müssen notfallmedizinisch relevante und im Hinblick auf die Art und Schwere der Erkrankung des Transportierten erforderliche Arzneimittel mitgeführt werden.

Ambulanzflugzeuge (AFZ)

9.   Die medizinische Ausstattung und die Arzneimittel sind in einer Liste aufzuführen, aus der Anzahl und Lagerungsort zu ersehen sind.

10.   *Durchführung des Fluges*
10.1 Vor Antritt des Fluges muß zwischen Arzt und Flugzeugführer eine Abstimmung über die Flugdurchführung (Kabinendruckhöhe, Steig- und Sinkgeschwindigkeit) entsprechend dem Zustand des Patienten sowie über Maßnahmen und Verhalten im Falle einer Notsituation stattfinden.
10.1.1 Eine Gegensprechanlage muß vorhanden sein, sofern eine direkte Sprechverbindung zwischen Flugzeugführer und Arzt nicht möglich ist.
10.2 Es ist dafür Sorge zu tragen, daß die Arzneimittel bzw. die medizinische Ausstattung sofort nach dem Einsatz wieder ergänzt bzw. funktionsbereit gemacht werden.
10.3 Folgende Kabinendruckhöhen sollten eingehalten bzw. nicht überschritten werden:
10.3.1 8000 ft (2400m) für:
Patienten mit Atembehinderungen, deren Vitalkapazität weniger als 900 ml beträgt,
Patienten mit Lungenverletzungen,
Patienten mit Herzklappenfehlern,
Patienten mit kürzlich überstandenem Herzinfarkt,
Patienten mit ausgeprägter Anämie von weniger als 2,5 Mio. roter Blutkörperchen pro mm^3 oder weniger als 7 g% Hämoglobin,
Frischoperierte bis zu 10 Tagen nach Brust- oder Bauchhöhlenoperation.

Ambulanzflugzeuge (AFZ)

10.3.2 5000 ft (1500m) für:
Patienten, bei denen sich Gaseinschlüsse in einer Körperhöhle befinden (Pneumothorax, Pneumoperitoneum), Patienten mit unversorgter perforierender Augenverletzung.

10.3.3 Für Patienten, die nach Tauchereinsätzen transportiert werden müssen, darf die Kabinendruckhöhe 8000 ft (2400m) nicht überschreiten, sofern bis zu einem zeitlichen Abstand von 2 Stunden vor dem Flug nicht tiefer als 10 m und nicht länger als 13 Stunden getaucht wurde. Liegt der Tauchvorgang 24 Stunden oder mehr zurück, so braucht der Kabinendruckhöhe auch dann keine besondere Beachtung geschenkt zu werden, wenn die Tauchtiefe 10 m und die Tauchzeit 13 Stunden überstieg.

10.3.4 Patienten mit manifester Druckfallkrankheit nach Caisson-Unfällen dürfen nur in einer Überdruckkammer transportiert werden.

10.4   Sondergruppen

10.4.1 Motorisch unruhige Patienten müssen ausreichend sediert sein, sofern nicht kontraindiziert.

10.4.2 Bei Patienten mit intermaxillären Drahtligaturen muß der Draht durch Gummizüge ersetzt werden.

10.4.3 Schwangere nach dem 240.Tag der Schwangerschaft nur mit Sondergenehmigung durch den einweisenden Arzt.

Ambulanzflugzeuge (AFZ)

11. Diese Richtlinie ist von einer von den zuständigen
     Bundes- und Länderressorts benannten Sachver-
     ständigen-Arbeitsgruppe erarbeitet worden und wird
     vom Bundesminister für Jugend, Familie und Ge-
     sundheit im Einvernehmen mit dem Bundesminister
     für Verkehr und der Deutschen Gesellschaft für Luft-
     und Raumfahrtmedizin herausgegeben.

Fluggeräte

Eurocopter BO 105 CB/CBS

2 Triebwerke	à	550 PS
Abfluggewicht (max.)		2,5 to
Reisegeschwindigkeit		240 km/h
max. Geschwindigkeit		270 km/h
max .Reiseflughöhe		5182 m
Reichweite (max.)		574 km
Rotordurchmesser		9,84 m
Kabinenlänge (BO 105 CB)		4,30 m
Kabinenlänge (BO 105 CBS)		4,55 m
Gesamtlänge		11,86 m
Höhe		3,02 m
Breite		2,53 m
Transportraum (BO 105 CB)		3,2 m^3
Transportraum (BO105 CBS)		3,6 m^3

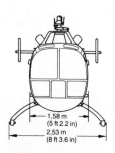

Abb. 28: *BO 105 Frontansicht*

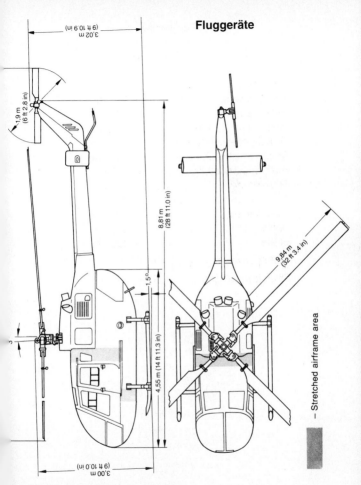

Abb. 29: *BO 105 Abmessungen*

Fluggeräte

Eurocopter BK 117

2 Triebwerke	à	757 PS (BK 117 B2)
2 Triebwerke	à	953 PS (BK 117 C1)
Abfluggewicht (max.)		3,35 to
Reisegeschwindigkeit		250 km/h
max. Geschwindigkeit		278 km/h
max. Reiseflughöhe		4570 m
Reichweite		560 km
Rotordurchmesser		11,00 m
Kabinenlänge		3,02 m
Gesamtlänge		13,00 m
Höhe		3,85 m
Breite		2,50 m
Transportraum		5 m^3

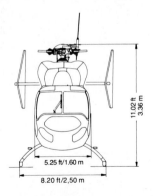

Abb. 30: *BK 117 Frontansicht*

Fluggeräte

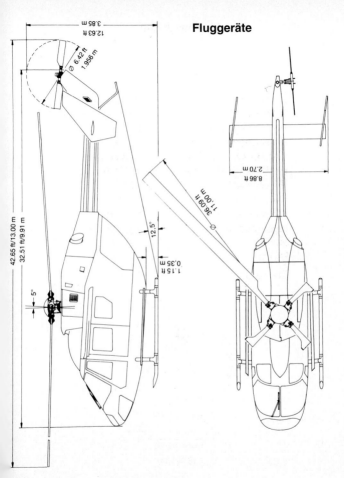

Abb. 31: *BK 117 Abmessungen*

Fluggeräte

Bell 206L-3 (Long Ranger)

1 Triebwerk à	659 PS
Abfluggewicht	1882 kg
max. Geschwindigkeit	209 km/h
max. Reiseflughöhe	5000 m
Reichweite	666 km
Kabinenlänge	2,03 m
Gesamtlänge	13,02 m
Höhe	3,16 m
Breite	2,35 m
Transportraum	4,3 m^3

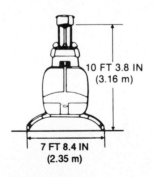

Abb. 32: *Bell 206 Frontansicht*

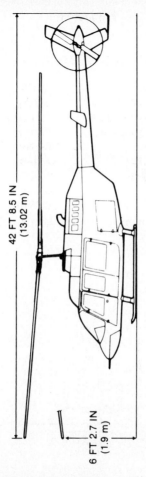

42 FT 8.5 IN
(13.02 m)

6 FT 2.7 IN
(1.9 m)

Abb. 33: *Bell 206 Abmessungen*

239

Fluggeräte

Bell 222

2 Triebwerke á	1419 PS
Abfluggewicht (max.)	3810 kg
max. Geschwindigkeit	252 km/h
max. Reiseflughöhe	3750 m
Reichweite	700 km
Kabinenlänge	2,79 m
Gesamtlänge	15,38 m
Höhe	3,66 m
Breite	3,45 m
Transportraum	3,8 m^3

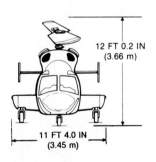

Abb. 34: *Bell 222 Frontansicht*

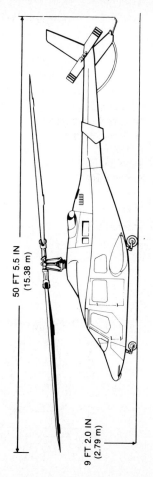

50 FT 5.5 IN
(15.38 m)

9 FT 2.0 IN
(2.79 m)

Abb. 35: *Bell 222 Abmessungen*

Fluggeräte

Bell 412 HP

2 Triebwerke (Twin Pac)	1824 PS
Abfluggewicht (max.)	5392 kg
max. Geschwindigkeit	241 km/h
max. Reiseflughöhe	3100 m
Reichweite	745 km
Kabinenlänge	2,62 m
Gesamtlänge	17,10 m
Höhe	3,70 m
Breite	2,84 m
Transportraum	6,2 m³

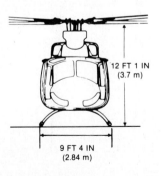

Abb. 36: *Bell 412 Frontansicht*

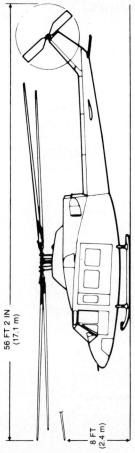

56 FT 2 IN
(17.1 m)

8 FT
(2.4 m)

Abb. 37: *Bell 412 Abmessungen*

243

Fluggeräte

Mi - 8

2 Triebwerke	à	1501 PS
Abfluggewicht		8000 kg
Reisegeschwindigkeit		225 km/h
max. Geschwindigkeit		250 km/h
Rotordurchmesser		21,29 m
Gesamtlänge		25,45 m
Höhe		5,60 m

Sea King MK 41

2 Triebwerke	à	1684 PS
Abfluggewicht		9526 kg
Reisegeschwindigkeit		180 km/h
max. Geschwindigkeit		230 km/h
Reichweite		1230 km
Rotordurchmesser		18,90 m
Rumpflänge		17,01 m

Fluggeräte

Lear Jet 35 A

2 Triebwerke	à	1600 kp
Reisegeschwindigkeit		850 km/h
max. Reiseflughöhe		15500 m
Reichweite		3600 m
Spannweite		12,03 m
Länge		14,81 m
Höhe		3,73 m

Merlin IV C

2 Turboprop	à	1000 PS
Reisegeschwindigkeit		450 km/h
max. Reiseflughöhe		9500 m
Reichweite		3150 km
Spannweite		17,37 m
Länge		18,09 m
Höhe		5,08 m

Fluggeräte

Canadair CL 601 "Challenger"

2 Triebwerke	à	2200 kp
Abfluggewicht		10,5 to.
Reisegeschwindigkeit		880 km/h
Reichweite		6200 km
Spannweite		18,60 m
Länge		20,80 m
Höhe		6,40 m
Patientenkapazität		6 (liegend)

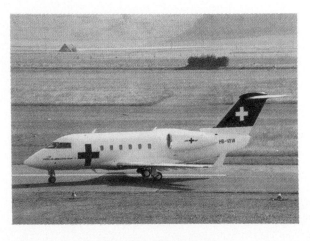

Abb. 38: *Canadair CL 601 "Challenger"*

Fluggeräte

British Aerospace BAe 125-800 B

2 Triebwerke	á	1800 kp
Abfluggewicht		12,43 to.
Reisegeschwindigkeit		815 km/h
Reichweite		4700 km
Spannweite		15,70 m
Länge		15,60 m
Höhe		5,40 m
Patientenkapazität		2 (liegend)

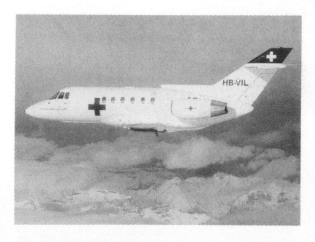

Abb. 39: *BAe 125 - 800B*

Raum für persönliche Notizen

Labor - Normwerte

Parameter	gebräuchliche Werte	SI-Einheiten
Blutgase		
pH	7,35 - 7,45	
pO_2 (art)	70-100 mmHg	10-13,3 kPa
pCO_2 (art)	36-44 mmHg	4,8-5,9 kPa
BC (standard)	22-26 mmol/l	
BE	-2 bis + 2 mmol/l	
Gerinnung		
Quick	70 - 120 %	Ther.: 15-25 %
PTT	25-35 Sek.	Ther.: 1,5-2fachverl.
TZ	16-21 Sek.	Ther.: 2-3fach verl.
Fibrinogen	200-400 mg%	2-4 g/l
AT III	70-120 %	
Blutungszeit (subaqual)	1,5 - 5 Min.	
Blutbild		
Erythrozyten	4,2-6,3 Mio/mm^3	4,5-6,3/fl
Leukozyten	4000-9000/mm^3	4-9/nl
Hb	11-18 g/dl	7,45-11,2 mmol/l
HbA_1	< 7 %	Diabetiker < 9 %
HK	37-48 %	
MCH	27-33 pg	1,7-2,1 fmol
MCHC	31-36 g/dl	
MCV	80-94 fl	
Thrombozyten	140 000 bis 440 000/mm^3	140-440/nl
Retikulozyten	< 15%	35-75/nl

Labor - Normwerte

Parameter	gebräuchliche Werte	SI-Einheiten
Eiweiß - Elektrophorese		
Gesamteiweiß	66-87 g/l	66-87 g/l
Albumin	35,2-50,4 g/l	60,6-68,6 rel.%
α_1-Globulin	1,3-3,9 g/l	1,4-3,4 rel.%
α_2-Globulin	5,4-9,3 g/l	4,2-7,6 rel.%
β-Globulin	5,9-11,4 g/l	7-10,4 rel.%
γ-Globulin	7,8-15,2 g/l	12,1-17,7 rel.%
Medikamenten - Spiegel (Therapeutische Breite)		
Amitriptylin	0,1-0,25 mg/l	0,43-0,9 mmol/l
Carbamazepin	4-12 mg/l	17 - 52 mmol/l
Chinidin	2-5 mg/l	5 - 15 mmol/l
Digitoxin	13-25 µg/l	17 - 33 nmol/l
Digoxin	0,7-2,0 µg/l	0,9-2,6 nmol/l
Disopyramid	2-5 mg/l	6-15 mmol/l
Ethosuximid	40-100 mg/l	280-710 mmol/l
Gentamycin	5-12 mg/l	11 - 25 mmol/l
Lidocain	1,5-5 mg/l	6 - 1 mmol/l
Phenobarbital	15-40 mg/l	65-170 µmol/l
Phenytoin	10-20 mg/l	40-80 µmol/l
Primidon	5 - 12 mg/l	23-55 µmol/l
Salicylat	100-300 mg/l	720-2160 mmol/l
Theophyllin	8-20 mg/l	44-110 µmol/l
Valproinsäure	50-100 mg/l	350-700 µmol/l

Labor - Normwerte

Parameter	gebräuchliche Werte	SI-Einheiten
Vielfachanalyse		
Ammoniak	20-90 µg/dl	12-51 µmol/l
Bilirubin (ges.)	0,2-1,1 mg %	3-18,8 µmol/l
Bilirubin (dir.)	<0,3 mg %	< 0,5 µmol/l
BZ (nüchtern)	70-100 mg/dl	3,9-5,6 mmol/l
Calzium	2,2-2,6 mmol/l	
Cholesterin (ges)	180-240 mg%	4,7-6,2 mmol/l
CK	10-80 U/l	
CK-MB	<10 U/l	
Eisen (Fe)	M: 60-160 µg/dl	10,6-28,3 µmol/l
	F: 37-145 µg/dl	6,6-26 µmol/l
Ferritin	20-300 µg/l	
GOT	<15 U/l	
GPT	<19 U/l	
γ-GT	6-28 U/l	
Harnsäure	M:3,5-7 mg/dl	208-416µmol/l
	F: 2,5-5,7 mg/dl	149-339 µmol/l
Harnstoff	10-50 mg/dl	1,78,3mmol/l
Kalium	3,6-4,8mmol/l	
Kreatinin	0,6-1 mg/dl	53-88 µmol/l
Laktat	1-1,8 mmol/l	
LDH	120-240 U/l	
Magnesium	1,8-2,6 mg/dl	0,74-1,08 mmol/l
Natrium	135-145 mmol/l	
TEBK	270-420 µg/dl	48-75 µmol/l
Transferrin	220-370 µg/dl	2 - 3,7 g/l

Labor - Normwerte

Schilddrüsenwerte

T_3	70-170 ng/dl	1,1-2,79 nmol/l
T_4	45-114 µg/dl	55-160 nmol/l
fT_4	0,8-2 ng/dl	10-26 pmol/l
TSH basal	0,1-3,5 mU/l	

Raum für persönliche Notizen

Raum für persönliche Notizen

Glasgow Coma Scale

Die Summe der Bewertungszahlen ergibt den Coma Score und ermöglicht eine standardisierte Einschätzung des Schweregrades der neurologischen Dysfunktion.

	neurologische Funktionen	Bewertung
Augen öffnen	spontan öffnen	4
	öffnen auf Ansprache	3
	öffnen auf Schmerzreiz	2
	keine Reaktion	1
verbale Reaktion	orientiert	5
	verwirrt, desorientiert, un-zusammenhängende Worte	4 3
	unverständliche Laute	2
	keine verbale Reaktion	1
motorische Reaktion auf Schmerzreize	befolgt Aufforderung	6
	gezielte Schmerzabwehr	5
	Massenbewegungen	4
	Beugesynergien	3
	Strecksynergien	2
	keine Reaktion	1

NACA - Scale
(National Advisory Committee for Aeronautics)

Die NACA-Scalierung stellt eine einfach zu handhabende und statistisch objektivierbare Bewertung der Einsatzschwere dar. Die Codierung ist für Fallbilder aus allen Fachbereichen der Medizin anwendbar.

traumatische Notfälle

0 kein krankhafter Befund

1 geringfügige Verletzung

2 mäßig, schwere Verletzung

3 schwere, aber nicht gefährliche Verletzung eines Körperteils

4 schwere, allein nicht gefährliche Verletzung mehrerer Körperteile

5 schwere gefährliche Verletzung, vorwiegend ein Körperteil

6 schwere gefährliche Verletzung, mehrere Körperteile

7 tödliche Verletzung

NACA - Scale
(National Advisory Committee for Aeronautics)

nicht traumatische Notfälle

0   kein krankhafter Befund

1   nicht akut behandlungsbedürftige Erkrankung

2   keine "notärztlichen" Maßnahmen, aber Therapie

3   noch nicht lebensbedrohliche, schwere Erkrankung

4   keine Vitalgefährdung, eine Entwicklung dieser aber nicht auszuschließen

5   akute Vitalgefährdung

6   akuter Atem- und / oder Kreislaufstillstand

7   Tod am Notfallort, auch nach Reanimationsversuch

Beispiel:		
	flüchtige Hypotonie	NACA 1
	Hyperventilationstetanie	NACA 2
	zerebraler Krampfanfall	NACA 3
	ausgeprägte Herz-Rhythmusstörungen	NACA 4
	Herzinfarkt, kardiogener Schock	NACA 5

Flugreisetauglichkeit KHK Patienten

Beurteilungsschema der New York Heart Association (NYHA).

Stadium	Beschwerden	Flugreisetauglichkeit
I	nein	ja
II	bei ca. 30-100 W (Fahrradergometrie)	im allgemeinen flugreisetauglich
III	ca. 50 W in 1 Minute	bedingt flugtauglich, wenn Maßnahmen getroffen werden
IV	in Ruhe	wenn Notarzt mit Ausrüstung an Bord, bedingt flugtauglich

Beachte: Der Kabinendruck (ca. 2300 m) reicht aus, um bei labilen, ateminsuffizienten Patienten Stenokardien auszulösen. Insbesondere anämische Patienten sind gefährdet. Der Normalgesunde weist in der Druckkabine in der Regel einen art. PO_2 von ca. 60 mmHg auf. Bei einem $p_{art.}O_2$ von unter 70 mmHg kann bei mittelschwerer Koronarsklerose (NYHA III) ein Angina pectoris Anfall auftreten. Bei $p_{art.}O_2$ Werten von unter 60 mmHg ist schon bei leichten Stenosierungen (NYHA II) und/oder Lungen-emphysem mit Stenokardien zu rechnen.

Grundeinstellung Beatmungsmuster

- Atemminutenvolumen (AMV) Faustregel 100-120 ml/kg
  bei 70 kg: 7 - 8,4 l/Min.
- Atemzugvolumen (AZV) Faustregel 12-15 ml/kg
  bei 70 kg: 840-1050 ml
  entspricht dem 2fachen
  des normalen AZV, um
  Atelektasenbildung zu
  vermeiden
- Atemfrequenz Faustregel 9 - 12 pro Min.
- F_iO_2 0,21 (Raumluft) bis 1,0
  (100%) (je nach BGA, so
  niedrig wie möglich)
- Inspirationsdruck max. 15 - 25 cm H_2O
- PEEP 5 - 20 cm H_2O
- Inspirations- Exspirations- 1:1,7 bzw. 1:1,5
  Verhältnis (I:E) (Ratio I:E < 1)

Merke: Bei zu kurzer Inspiration Abnahme des Ventilations - Perfusionsverhältnisses mit Vergrößerung des pulmonalen Shuntvolumens. Bei zu langer Inspiration Abnahme des HZV.

Beachte: Einstellung eines PEEP erhöht den intrathorakalen Druck und führt zu einer Verminderung des venösen Rückstromes zum Herzen.

Beachte: Ein hoher Atemwegsmitteldruck (Paw) führt zum Anstieg des intrakraniellen Druckes (ICP), Verminderung des zerebralen Perfusionsdruckes, Verminderung des HZV und der Gefahr eines interstitiellen Emphysems oder Spannungspneumothorax .

Vergiftungszentralen/Adressen

Ort	E=Erw. K=Kinder	Telefon
Berlin (FU) Charlottenburg W-1000 Berlin 19	E	0 30/30 35 34 66 30 35 34 36 30 35 22 15
Berlin Zentraler Toxikologischer Auskunftsdienst O-1120 Berlin-Weißensee	E/K	0 30/3 66 94 18 3 65 33 53
Berlin Beratungsstelle für Vergiftungserscheinungen W-1000 Berlin 19	K	0 30/3 02 30 22
Bonn Zentrum f.Päd. Univ.Bonn W-5300 Bonn 1	K	02 28/2 60 62 11 Fax 2 60 63 14
Braunschweig Med.Klinik II Städt.KH W-3300 Braunschweig	E	05 31/6 22 90
Bremen Zentralkrhs. St.Jürgen Str. W-2800 Bremen	E	04 21/4 97 52 68 4 97 36 88
Dresden Inst.f.Toxikologie Med.Akad. O-8010 Dresden	E/K	03 51/68 31 60
Erfurt Inst.f.Toxikologie Med.Akad. O-5000 Erfurt	E/K	03 61/50 20 51

Vergiftungszentralen/Adressen

Ort	E=Erw. K=Kinder	Telefon
Freiburg Univ.-Kinderklinik W-7800 Freiburg	K	07 61/2 70 43 61 2 70 43 00
Göttingen Poli- u.Kinderklinik W-3400 Göttingen	E/K	05 51/39 62 39 39 53 0
Greifswald Inst.f.Toxikologie Univ. O-2200 Greifswald	E/K	0 38 34/22 11
Hamburg Giftinformationszentrale Med.Klinik I KH Barmbek W-2000 Hamburg 60	E	040/63 85 33 45 63 85 33 46
Halle Inst.f.Toxikologie Univ. O-4020 Halle	E/K	03 45/2 17 39
Homburg/Saar Univ.-Kinderklinik W-6650 Homburg	K	0 68 41/16 22 57 16 28 46
Jena Inst.f.Toxikologie Univ. O-6900 Jena	E/K	0 36 41/2 71 42
Kiel Zentralstelle für Intox. W-2300 Kiel	E E	04 31/5 97 42 68 Fax 5 97 14 70
Koblenz Städt.KH Kemperhof W-5400 Koblenz	E K	02 61/49 96 48 49 96 76

Vergiftungszentralen/Adressen

Ort	E=Erw. K=Kinder	Telefon
Leipzig Inst.f.Toxikologie Univ. O-7010 Leipzig	E/K	0341/3 19 16 796 00,20 00 32 7 97 50
Ludwigshafen Entgiftungszentrale W-6700 Ludwigshafen	E	0621/50 34 31 Fax 5 03 20 02
Magdeburg Inst.f.Toxikologie Med.Akad. O-3010 Magdeburg	E/K	03 91/4 82 01
Mainz Beratungsstelle für Intox.(Uni) W-6500 Mainz	E	0 61 31/23 24 66 Fax 23 24 69
München (TU) Giftnotruf W-8000 München	E	089/41 40 22 11 Fax 41 40 24 67
Münster Poliklinik Univ. W-4400 Münster	E	02 51/83 62 45 83 61 88
Nürnberg Städt. Kliniken Med.II W-8500 Nürnberg	E	0911/3 98 24 51 Fax 3 98 29 99
Rostock Univ.Kinderklinik O-2500 Rostock	K	03 81/39 69 94 39 69 78
Wien Univ.Klinik A-1090 Wien	E/K	02 22/ 43 43 43
Zürich Toxikolog.Info.Zentrum CH-8030 Zürich	E/K	01/2 51 51 51

Verbrennungen

Bundesdeutscher Bettennachweis
Zentrale Anlaufstelle "Schwerverbrannte"
Beim Strohhause 31
W-2000 Hamburg 1
Tel.:   0 40 / 24 82 88 37 oder 24 82 88 38

Verbrennungstabelle (Angaben in Prozent %)

Region	Erw.	Kinder (Alter in Jahren)				
		< 1	1-4	5-9	10-15	>15
Kopf	7	19	17	13	11	9
Hals	2	2	2	2	2	2
Rumpf (vorn)	13	13	13	13	13	13
Rumpf (hinten)	13	13	13	13	13	13
Gesäßhälfte re.	2,5	2,5	2,5	2,5	2,5	2,5
Gesäßhälfte li.	2,5	2,5	2,5	2,5	2,5	2,5
Genitalien	1	1	1	1	1	1
Oberarm re.	4	4	4	4	4	4
Oberarm li.	4	4	4	4	4	4
Unterarm re.	3	3	3	3	3	3
Unterarm li.	3	3	3	3	3	3
Hand re.	2,5	2,5	2,5	2,5	2,5	2,5
Hand li.	2,5	2,5	2,5	2,5	2,5	2,5
Oberschenkel re.	9,5	5,5	6,5	8	8,5	9
Oberschenkel li.	9,5	5,5	6,5	8	8,5	9
Unterschenkel re.	7	5	5	5,5	6	6,5
Unterschenkel li.	7	5	5	5,5	6	6,5
Fuß re.	3,5	3,5	3,5	3,5	3,5	3,5
Fuß li.	3,5	3,5	3,5	3,5	3,5	3,5

Verbrennungen

Infusionsregime in den ersten 24 Stunden

Erwachsene

- **Brooke - Schema**
  Ringer-Lactat   1,5 ml x kg KG x % verbrannter KOF
  Kolloide Lsg.   0,5 ml x kg KG x % verbrannter KOF
  (HA 5%, PPL) Glukose 5% bis zu 2 l (= 1200 ml/m^2)
- **Parkland-Schema**
  Ringer Lactat 4,0 ml x kg KG x % verbrannter KOF
  davon 50% in den ersten 8 Std.,
        25% in den zweiten 8 Std,
        25% in den dritten 8 Std.

Kinder

- **Butenandt & Coerdt-Schema**
  Infusionsvolumen 5ml x kg KG x % verbrannter KOF
  zusätzlich zum physiologischen Erhaltungsbedarf
  (1800 ml/m^2/Tag)
  Verbrennungslsg. bei Verbrennungen > 20% KOF:
  NaCl 0,9% 250 ml + Glukose 5% 250 ml +
  $NaHCO_3$ 8,4% 15 ml + Humanalbumin 20% 50 ml
- **Lehner-Schema**
  Infusionsvolumen 4ml x kgKG x % verbrannter KOF
  $2/3$ als Ringer-Lactat-Lösung
  $1/3$ als Plasmaproteinlösung (PPL)
  zusätzlich der normale Tagesbedarf = 1800 ml/m^2
  (5 - 10% Glukoselösung + Elektrolytzusatz)

Säure-Basen-Haushalt

Merke: Alkalose = **Hypo**kaliämie
Azidose = **Hyper**kaliämie
Ein "normales" Serum-K^+ bei Azidose bedeutet immer K^+ Mangel!

Merke: Azidosekorrektur entsprechend den Blutgasen!

neg. BE x kg/KG x 0,3 = ml $NaHCO_3$ 8,4%

Nur 50% des Defizites blind ersetzen, dann nur nach BGA-Kontrolle.

Wasser- und Elektrolythaushalt

Wasser - Elektrolytbedarf (Bedarf nach Gewicht)

KG (kg)	Wasser (ml/kg/KG) pro Tag	pro Std.	Na^+	K^+ (mmol/kg/Tag)
< 1	bis 200	8,3	3	2-2,5
1-1,5	bis 180	7,5	2,5	2-2,5
1,5-2,5	bis 160	6,7	2	1,5-2
>2,5	bis 150	6,3	2-2,5	2
4 - 10	100-200	4,2-5	2-2,5	2-2,5
10 - 20	80-100	3,3-4,2	1,6-2	1,6-2
20 - 40	60-80	2,5-3,3	1,2-1,6	1,2-1,6

Wasserverluste beim Kranken

Verlustort	Volumen (ml/24 Std.)
Bronchialsekret (Absaugung)	ca. 500 - 1000
Exsudate/Transsudate	Schätzung/Messung
Gastrointestinaltrakt (Erbrechen, art.Magensonde, Drainagen)	Schätzung/Messung
Niere	Messung
Perspiratio insensibilis	ca. 800 - 1000
Temp. > 38° C	ca. + 500
Temp. > 39° C	ca. + 1000
Hyperventilation	ca. 500 - 2000

Harnausscheidung/Blutvolumen

Harnausscheidung

Faustregel: Erw.:   **1 ml/kg KG/Std**
                  Kleinkind: **>= 2 ml/kg KG/Std.**

Blutvolumen

Alter	Gewicht (kg)	Blutvolumen	Hb(g/dl)
bis 28 Tage	< 3,5	90-100 ml/kg	1-6 Tg. 15-24
			1-2 Wo.13-20
			2-4 Wo.10-18
3 Monate	6	85 ml/kg	10 - 16
1 Jahr	10	80 ml/kg	10 - 14
> 2 Jahre	> 14	75 ml/kg	10 - 16
Erw. männl.		60 ml/kg	14 - 18
Erw. weibl.		55 ml/kg	12 - 16

Raum für persönliche Notizen

Stichwortverzeichnis